Knaur

Bernd Neumann

Wirksame Hilfe bei Tinnitus

- Vorbeugen, behandeln, lindern
- Die besten Therapien aus Schulmedizin und Naturheilkunde

www.knaur-ratgeber.de

Inhalt

Vorwort

Es klingelt, rauscht, dröhnt, pfeift oder brummt. In einem Ohr oder sogar in beiden, oft in jeder wachen Minute. Laut einer repräsentativen Umfrage der Deutschen Tinnitus-Liga e.V. (DTL) leiden fast drei Millionen Deutsche an solchen Ohrgeräuschen. 700 000 von ihnen sind mittelschwer betroffen, das heißt, sie empfinden den Tinnitus als Belastung in ihrem Alltag. Weitere 800 000 der drei Millionen haben massive Probleme, können ihren Alltag ohne fremde Hilfe kaum bewältigen. Und jedes Jahr kommen etwa 270 000 Tinnitus-Kranke hinzu. Damit ist die Häufigkeit von Tinnitus um etwa 50 Prozent höher, als bislang angenommen wurde.

Bis zum Alter von 39 Jahren sind Frauen etwas häufiger betroffen, wie eine Untersuchung des Robert-Koch-Instituts aus dem Jahre 2004 belegt. Ab 40 Jahren jedoch, insbesondere ab dem Alter von 40 bis 65 Jahren, sind mehr Männer unter den Tinnitus-Kranken zu finden.

Die Pille gegen *den* Tinnitus gibt es nicht und wird es wohl auch nie geben. Denn die Ohrgeräusche sind keine Krankheit, sondern zunächst einmal lediglich ein Symptom, dessen Ursachen sehr unterschiedlich sein können: Lärm, ein Hörsturz, Medikamente, eine Funktionsstörung der Halswirbelsäule – um nur einige zu nennen. Da man davon ausgeht, dass bei einem akuten Tinnitus meist eine Durchblutungsstörung bzw. eine Minderversorgung des Innenohrs mit Sauerstoff für die Ohrgeräusche verantwortlich ist, zielt die Akutbehandlung schwerpunktmäßig darauf ab, die Sauerstoffversorgung zu verbessern. Bleibt der gewünschte Erfolg aus, muss der Arzt andere Entstehungsursachen erwägen und beispielsweise die Halswirbelsäule untersuchen.

Was aber, wenn alle Möglichkeiten ausgeschöpft sind und der Tinnitus weiter erklingt, also chronisch geworden ist? In vielen dieser Fälle sitzt der Ursprung der Geräusche gar nicht mehr im Innenohr (oder im Hörnerv), sondern im Gehirn. Der Tinnitus hat sich selbstständig gemacht – »zentralisiert«, wie der Fachmann sagt. Das bedeutet keineswegs, dass man nun damit leben muss und ihm völlig machtlos gegenübersteht. Eine gut koordinierte Zusammenarbeit von Ärzten bzw. Therapeuten verschiedener Fachrichtungen mit einem aktiven Patienten kann selbst die chronischen Ohrgeräusche sehr häufig lindern oder sogar ganz beseitigen.
Das Wissen von den Entstehungsursachen und Behandlungsmöglichkeiten ist in den vergangenen zehn Jahren sprunghaft angewachsen – und wächst weiter. Mediziner, die sich nicht speziell mit dem Thema »Tinnitus« beschäftigen, können der Komplexität dieses Phänomens oft nicht ganz gerecht werden. Umso wichtiger ist es, als Betroffener selbst möglichst gut informiert zu sein.
Ich habe dieses Buch geschrieben, um Sie selbst zu einem kleinen Experten in Sachen Tinnitus zu machen und Ihnen die Kommunikation mit Ärzten zu erleichtern, nicht zuletzt aber auch, um Ihnen mögliche, vielfach unbegründete Ängste zu nehmen. Insbesondere möchte ich Ihnen Mut machen, sich an wirkliche Experten zu wenden – selbst wenn Sie das vor zehn Jahren schon einmal versucht haben. Es hat sich so viel getan ...

Bernd Neumann
Februar 2006

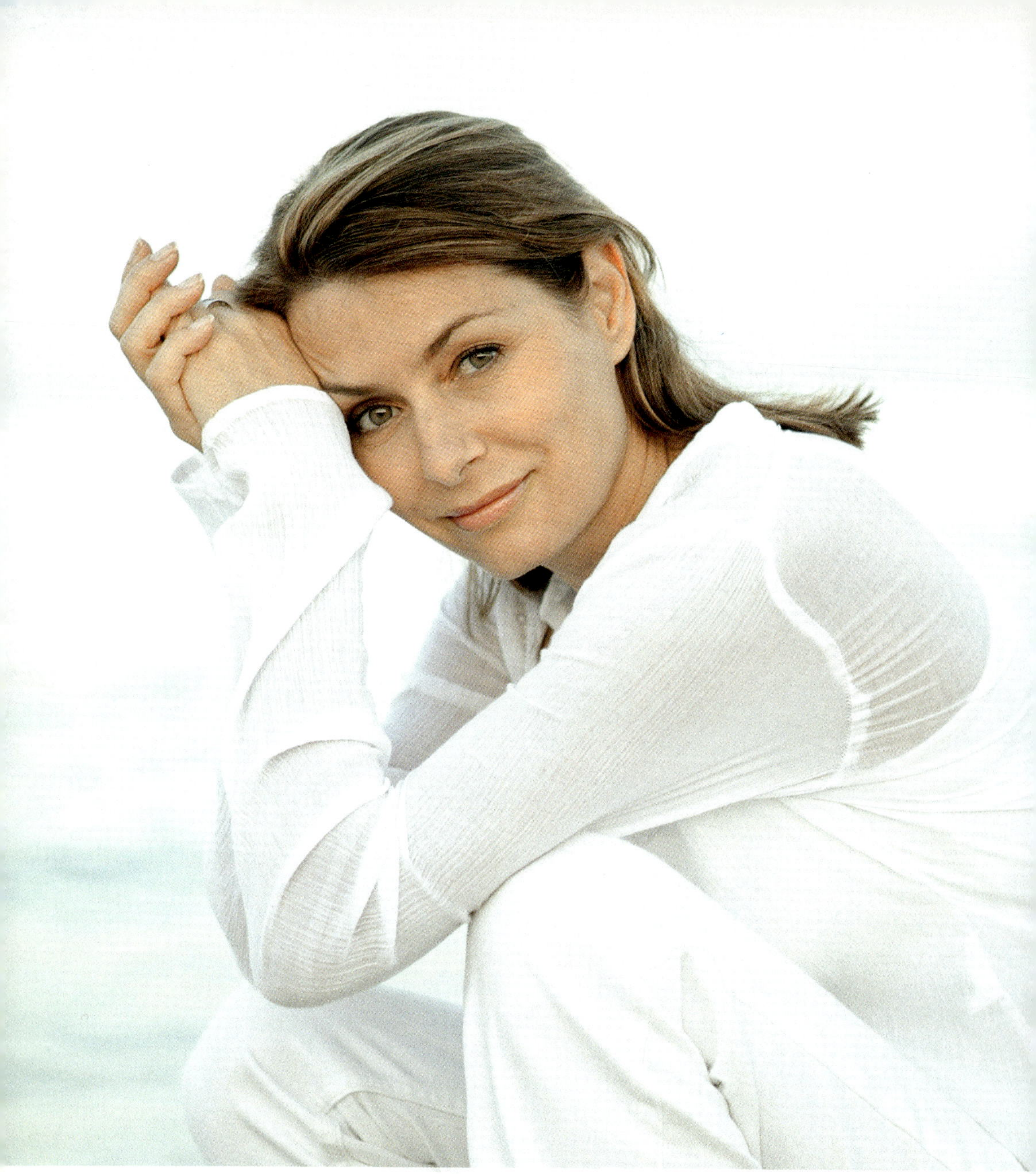

Warum hören wir überhaupt?

Warum soll gutes Hören so wichtig sein? Unsere wichtigsten Sinnesorgane sind doch die Augen. Stimmt. Doch das Gehör kommt gleich an zweiter Stelle, noch vor dem Tastsinn, dem Temperatursinn und weit vor dem Geruchs- und Geschmackssinn.

Was das Gehör so alles leistet

Von unseren Augen fließen jede Sekunde 10 000 000 Bit an Informationen in das Gehirn (das entspricht etwa 250 voll beschriebenen DIN-A4-Seiten), von den Ohren sind es 1 000 000 Bit (25 DIN-A4-Seiten), von der Nase kommt hingegen nur ein Vierzigstel einer Zeile.

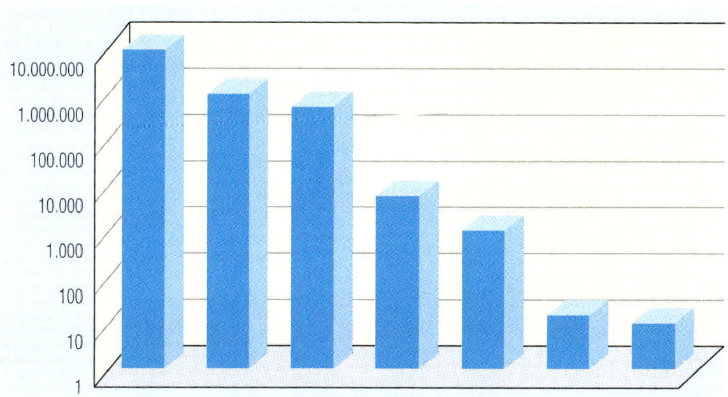

	Sehen	Hören	Tasten	Temperatur	Innenreize	Riechen	Geschmack
Bit pro Sek.	10.000.000	1.000.000	400.000	5.000	1.000	20	13
DIN-A4-Seiten Text	250	25	10	6 Zeilen	1 Zeile	0,025 Zeilen	0,016 Zeilen

Quelle: Kunsch/Kunsch, 2000

Informationsfluss von Sinnesorganen zum Gehirn

Konkret gesprochen bedeutet das: Unser Gehör warnt uns vor Gefahren, wie dem heranbrausenden Auto, vermittelt uns wichtige Informationen, etwa bei Lautsprecherdurchsagen auf dem Bahnhof, und ist im Dunkeln eine wichtige Orientierungshilfe. Und überlegen Sie bitte einmal, wie viel mehr an Information Sie

INFO

Im sozialen Leben kommt es auch auf die Zwischentöne an. Wer sie nicht richtig hört, hat große Nachteile.

erhalten, wenn Sie den Tonfall einer Mitteilung richtig interpretieren – und im ersten Schritt natürlich erst einmal korrekt hören. Nehmen wir als Beispiel: »Ich liebe dich.« Ganz einfacher Nachrichtengehalt. Wenn Sie das aber hören, kann es sehr unterschiedlich klingen: leidenschaftlich, pathetisch, reserviert, ironisch, nüchtern, ehrlich ... Wer die Zwischentöne nicht mehr hören kann, bekommt soziale Probleme – nicht nur in der Liebe.

Hören – ein weiter Weg

Stellen Sie sich vor, Sie sitzen gerade gemütlich in einem Sessel und lauschen einer Musik-CD. Was passiert hier eigentlich genau?

Zunächst einmal werden von den hin- und herschwingenden Membranen der Lautsprecherboxen Schallwellen hervorgerufen. Diese Luftbewegungen können schnell oder langsam sein, wobei schnelle Schwingungen den höheren Tönen entsprechen, langsamere den tieferen. Das ist die Frequenz eines Tons, also die Tonhöhe. Daneben gibt es den Schalldruck. Je höher er ist, desto lauter ist der Ton.

Das Ohr fängt auf

Die Trichterform unserer Ohrmuscheln sorgt dafür, dass möglichst viele Schallwellen aufgefangen werden, die dann über den äußeren Gehörgang bis ans Trommelfell geleitet werden und dieses in Schwingungen versetzen. Die nächste Station ist das Mittelohr. Hier werden die Schwingungen des Trommelfells auf drei hintereinander geschaltete Knöchelchen übertragen: Hammer, Amboss und Steigbügel.

Sowohl das Außenohr als auch das Mittelohr sind mit Luft gefüllt. Entscheidend ist nun der Übergang ins Innenohr, wo die Schallwellen in Flüssigkeit weitergeleitet werden. Da Flüssigkeit dem Schall wesentlich mehr Widerstand entgegensetzt als Luft, muss er verstärkt werden. Genau dies geschieht durch Trommelfell,

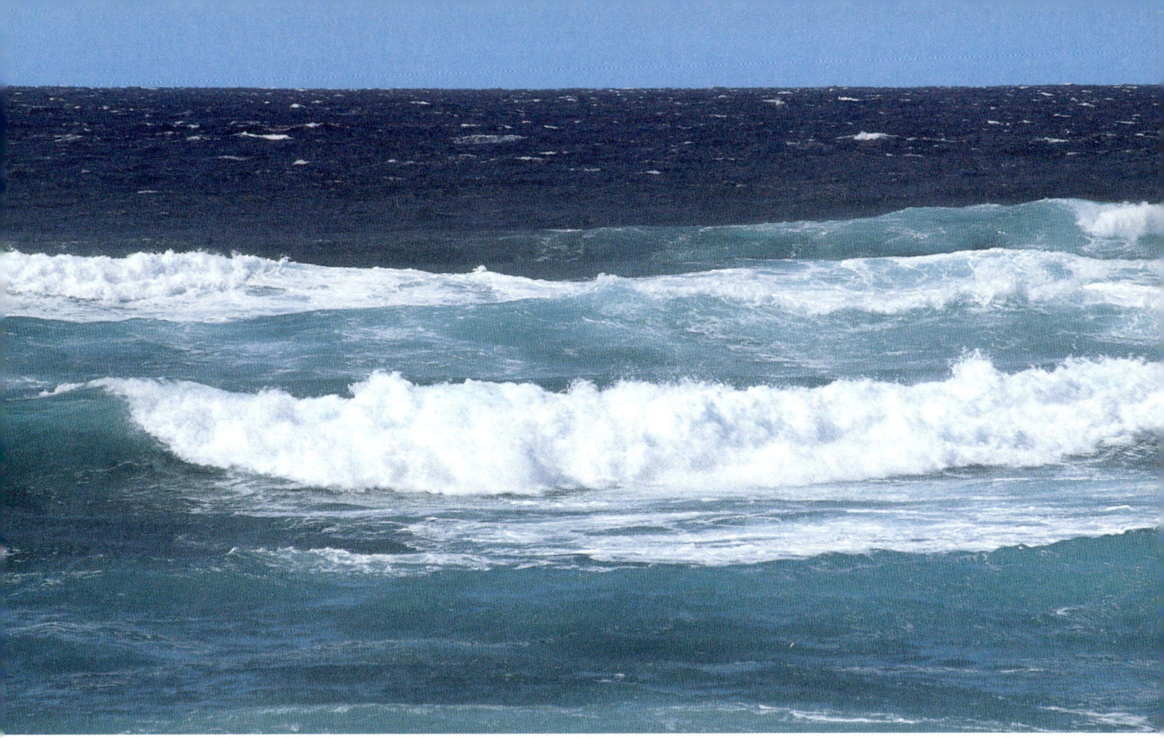

Hammer, Amboss und Steigbügel sowie durch die Übertragung auf das so genannte ovale Fenster, hinter dem das flüssigkeitsgefüllte Innenohr beginnt. Gäbe es diese Verstärkung nicht, würden gerade mal zwei Prozent der Schallenergie ins Innenohr gelangen. So aber sind es immerhin noch 60 Prozent der ursprünglichen Energie.

Die perfekte Welle

Die Schwingungen des ovalen Fensters erzeugen in der dahinter liegenden Flüssigkeit (Perilymphe) eine Wanderwelle. Diese Welle läuft in ein schlauchförmiges Organ hinein, das wie ein Schneckenhaus aufgerollt ist (Cochlea, lat.: »Hörschnecke«).

Man kann sich das durchaus so vorstellen wie eine Meereswelle, die auf den Strand zuläuft und dort versandet. Jedoch wird unsere Wanderwelle im Innenohr kurz vor ihrem Ziel viel höher und vor allem spitzer. Für diese bis zu 1000fache Verstärkung sorgen die so genannten äußeren Haarzellen, von denen es in jedem Ohr etwa 12 000 gibt. Sie sind nur etwa vier Hundertstel Millimeter lang, können sich aber bis zu 20 000-mal pro Sekunde verlängern bzw. verkürzen und auf diese Weise die Wanderwelle »hochschaukeln«.

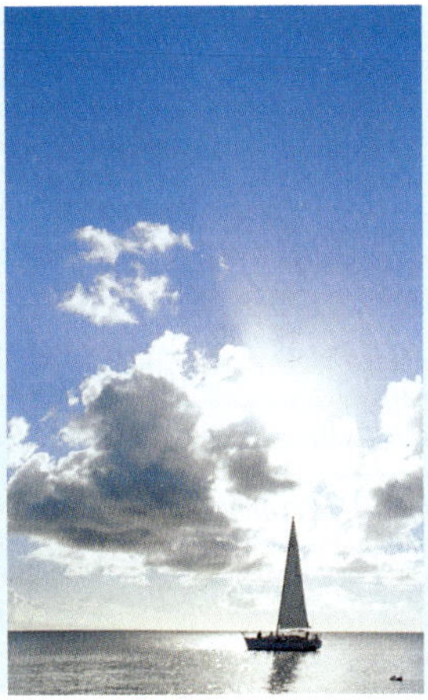

Eine Vielfalt an Tönen

Wenn wir hier im Zusammenhang mit der Wahrnehmung über Tonhöhen bzw. Frequenzen reden, so sollten wir uns darüber bewusst sein, dass wir reinen Tönen – sie zeigen sich auf einem Oszillographen als eine dünne Linie in Form einer Kurve – nur selten begegnen: beim Hörtest, bei einer Stimmgabel oder früher beim nächtlichen Testbild im Fernsehgerät. Häufiger hören wir Klänge, die aus einer Grundfrequenz und Vielfachen davon (Obertönen) bestehen: etwa beim Anschlagen einer Gitarrenseite. Meist aber haben wir es mit Geräuschen zu tun, die aus einem bunten Gemisch verschiedener Frequenzen mit verschiedenen Schalldruckpegeln (Lautstärken) bestehen, etwa beim Anschlagen eines Tambourins oder dem »Hintergrundrauschen« in öffentlichen Räumen.

Diese Verstärkung geschieht nicht irgendwo im Inneren der Schnecke. Sie findet genau dort statt, wo die jeweilige Tonhöhe wahrgenommen werden kann: Das bedeutet, bei hohen Frequenzen erfolgt dies kurz hinter dem ovalen Fenster, bei tiefen am Ende der Schnecke.

Die Umsetzung in ein Nervensignal erfolgt durch eine andere Sorte von Haarzellen, die eigentlichen Sinneszellen. Von diesen inneren Haarzellen gibt es in jedem Ohr etwa 3500 Stück. Sie werden wie Halme im Wind von der Wanderwelle bewegt und erzeugen dadurch ein elektrisches Signal, das an den Hörnerven weitergeleitet wird.

Kleine Härchen mit großer Wirkung

Ohne die Verstärkung durch die äußeren Haarzellen kommt es zu einer so genannten Schallempfindungsschwerhörigkeit, bei der die Hörschwelle drastisch ansteigt, wir leise Töne also gar nicht mehr wahrnehmen. Schlimmer bei dieser Form von Schwerhörigkeit ist aber Folgendes: Wird die Wanderwelle nicht ausreichend angespitzt, werden bei ausreichend lauten Schallquellen die Haarzellen für verschiedene Frequenzen gleichzeitig angesprochen. Mit anderen Worten: Der Betroffene kann Tonhöhen nicht mehr unterscheiden. Das aber ist Grundvoraussetzung für das Verstehen gesprochener Sprache.

INFO
Chemische Botenstoffe sind letztendlich dafür verantwortlich, dass der Hörreiz auch ins Gehirn gelangt.

Postfach Gehirn

Wie Sie wissen, werden die inneren Haarzellen erregt und erzeugen ein elektrisches Signal, das über einen chemischen Botenstoff (Neurotransmitter) an eine Nervenzelle des Hörnervs weitergereicht wird. Es folgen nun fünf bis sechs solcher Übergänge – von einer Nervenzelle zur nächsten –, bis der Sinnesreiz im Gehirn angekommen ist. Hier werden die einlaufenden Signale wie bei der Post sortiert: von gröberen zu immer detaillierteren Angaben: Land, Bundesland, Stadt, Straße, Hausnummer, Stockwerk. In Bezug auf das Gehör bedeutet das: Geräusch, Sprache, Wort, Richtung, aus der gesprochen wird. Die Informationen der Hörsinneszellen laufen dabei aus jedem Innenohr in beide Gehirnhälften.

Hör-Fakten zum Schmunzeln und Staunen

- Das Trommelfell eines Menschen hat eine Fläche von 50 mm^2, das eines Gorillas von 100 mm^2 und das einer Maus von 2,7 mm^2.
- Der höchste Ton, den ein Mensch hören kann, hat 21 Kilohertz (KHz). Eine Maus hört bis zu 100 KHz, Nachtfalter bis zu 240 KHz und Fledermäuse bis 400 KHz.
- Auf zehn Meter Entfernung kann ein Mensch Schallquellen getrennt wahrnehmen, die 1,5 Meter voneinander entfernt sind. Für einen Dompfaff liegt die Entfernung bei 4 Metern und für eine Katze bei knapp 30 Zentimetern.
- Die Konsistenz des Ohrenschmalzes unterscheidet sich je nach Volkszugehörigkeit: Chinesen haben mehr krümeliges Ohrenschmalz (90 %) als feucht-klebriges, Deutsche deutlich mehr feucht-klebriges (82 %), schwarzhäutige Amerikaner sogar noch mehr: 93 %.
- Wer brüllt am lautesten? Brüllrekord Männer: 128 dB, Frauen: 119 dB.

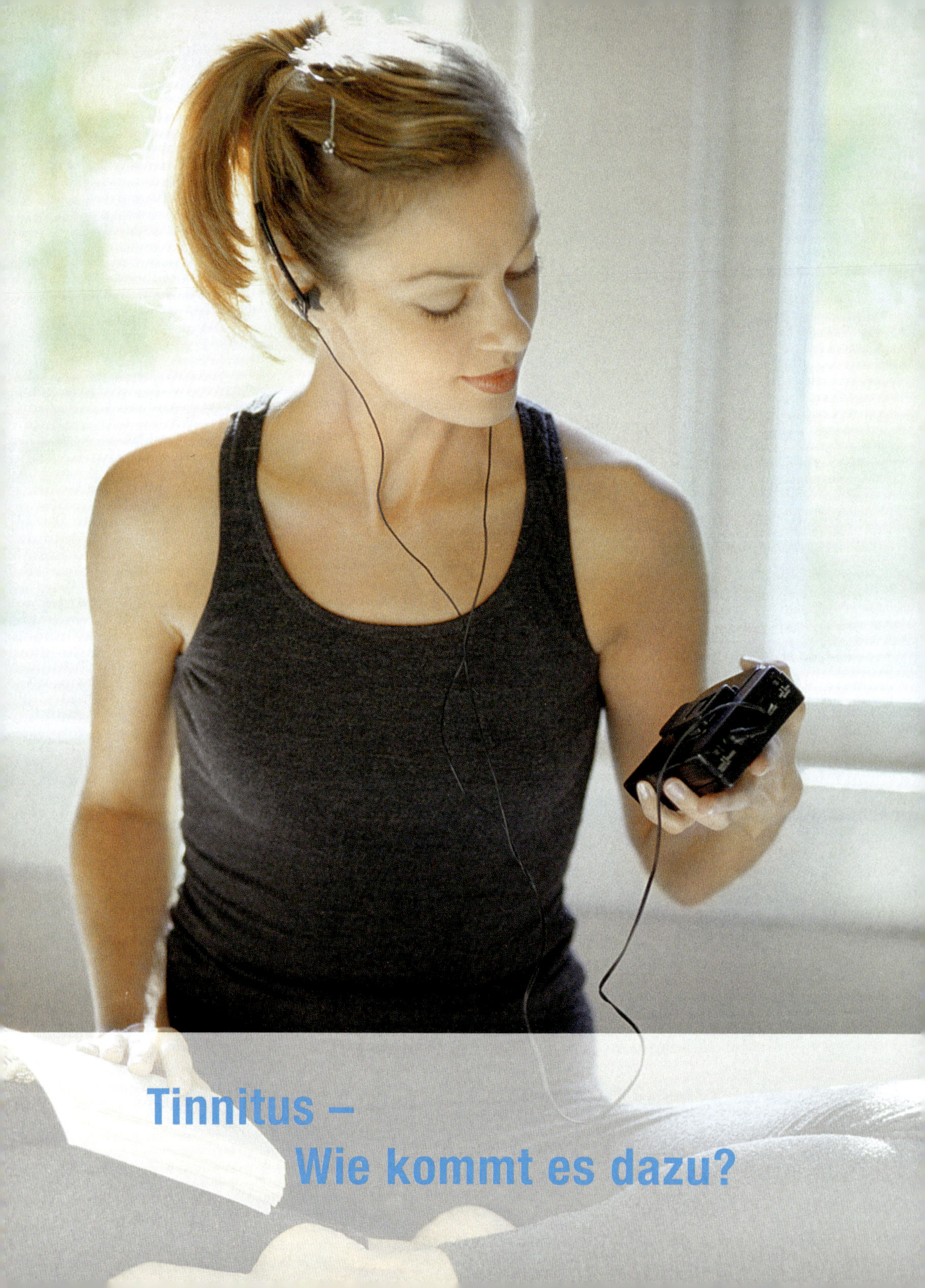

Tinnitus – Wie kommt es dazu?

Man sagt: »Ich habe Tinnitus«, so, wie man sagt: »Ich habe eine Erkältung«, oder: »Ich habe Migräne«. Doch das trifft nicht den Kern der Sache.

Was ist Tinnitus?

Wenn ich erkältet bin, also an einem grippalen Infekt leide, so ist das die Erkrankung selbst. Die Symptome kennt jeder: Schnupfen, Husten, Heiserkeit ... Das Gleiche gilt für die Migräne: Sie ist die Krankheit, die Symptome sind Kopfschmerzen, oft Übelkeit, Erbrechen oder Lichtempfindlichkeit. Beim Tinnitus sieht die Sache anders aus: Das Klingeln, Rauschen, Rasseln oder Summen ist nur das Symptom. Die Ursachen jedoch können vielfältig sein. Sie zu verstehen ist aber wichtig, damit Sie wissen, warum die eine oder andere Behandlungsmethode für Sie infrage kommt – oder auch nicht.

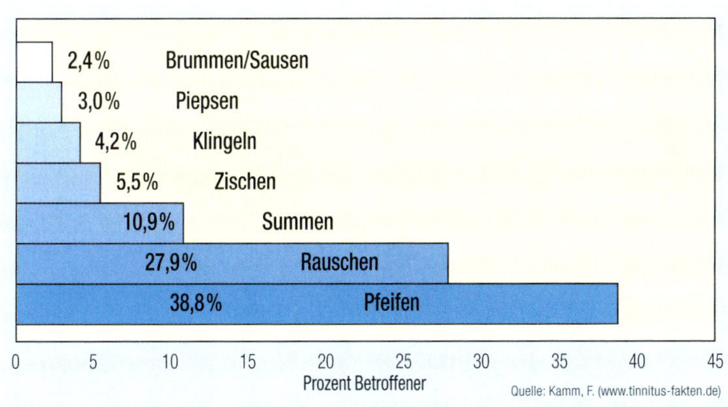

So klingt Tinnitus für die Betroffenen

Wenn das Innenohr verrückt spielt

Die Orte, an denen ein Tinnitus entstehen kann, sind vielfältig. Allein im Innenohr gibt es mehrere Stellen, die für die lästigen Ohrgeräusche verantwortlich sein können.

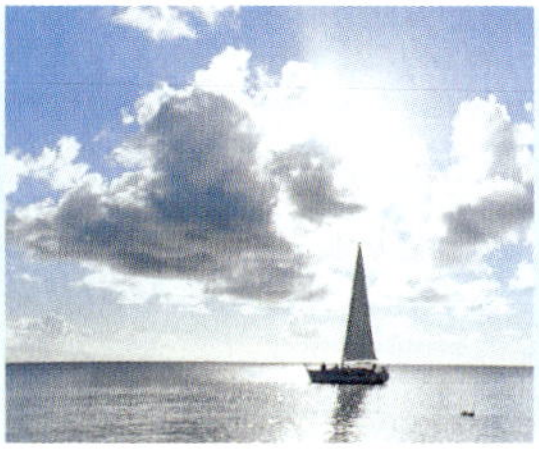

So kann ein Tinnitus klingen

Wenn Sie selbst nicht unter Tinnitus leiden, aber einmal hören möchten, wie ein Tinnitus klingt, können Sie dies im Internet beispielsweise auf den Seiten der Deutschen Tinnitus-Liga erfahren (http://www.tinnitus-liga.de/geraeus.htm) oder auch am Telefon unter 0190-250205 (Talkline, 0,62 €/min).

Haarzellen unter Dauerstrom

Wie Sie wissen, erzeugen die inneren Haarzellen in der Hörschnecke ein elektrisches Signal, wenn sie bewegt werden. Damit dieser Nervenreiz zustande kommt, öffnen sich an der Spitze der Haarzellen für kurze Zeit Poren, durch die elektrisch geladene Teilchen (Ionen) eindringen. Durch das Eindringen dieser Kalium-Ionen durch die Poren (Fachausdruck: Transduktions-Ionenkanäle) ändern sich die elektrischen Eigenschaften der Haarzelle, ein elektrischer Impuls entsteht. Auf diese Weise feuert die Haarzelle einen Nervenimpuls an den Hörnerv ab. Es kann nun geschehen, dass sich die Poren nicht ordnungsgemäß wieder schließen. Dadurch stehen die betroffenen Haarzellen ständig »unter Strom« und feuern pausenlos Impulse in den Hörnerv. Eben das nehmen wir als ununterbrochenes Pfeifen, Klingeln oder Ähnliches wahr.

Fehlerhaftes Überdruckventil

Neben den Poren, durch die Ionen in die Haarzellen eindringen, gibt es auch Poren, durch die die eingewanderten elektrischen Teilchen wieder hinauskönnen. Diese Poren können verstopfen bzw. an Durchlässigkeit verlieren. Man kann sich das vorstellen wie einen Dampfkessel, bei dem das Überdruckventil nicht mehr ausreichend Druck ablässt und der Druck somit über das Soll hinaus ansteigt. Auf die Haarzellen übertragen bedeutet das: Sie sind in einem permanenten Erregungszustand, senden pausenlos elektrische Signale und erzeugen so den Tinnitus.

Weich wie Spagetti

Die Haarzellen besitzen ein Korsett aus dem Eiweißstoff Aktin, der sie aufrecht hält. Dieses Korsett kann aufweichen, vor allem durch Lärm. Die betroffenen Spagetti-weichen Haarzellen werden dann allein schon durch die so genannte braunsche Molekularbewegung – die normale, von der Temperatur abhängige Bewegung der Moleküle – in Schwingung versetzt, selbst wenn kein Geräusch vorhanden ist. Und als wäre die Bewegung Folge einer Wanderwelle, schicken sie elektrische Impulse an den Hörnerv. Ergebnis: Tinnitus.

Versagende Bremsen

Das Problem liegt hier bei den äußeren Haarzellen, die die Wanderwelle um das bis zu Tausendfache verstärken. Im Normalfall springen die Wellenverstärker nur dann an, wenn auf ihrer speziellen Frequenz eine Wanderwelle ankommt. Ansonsten reagieren sie aufgrund eines eingebauten Stoppschalters nicht. Es gibt sogar noch eine weitere Sicherung vor einem unerwünschten »Alleingang«: Manche Nervenfasern führen vom Gehirn zu diesen Haarzellen, um sie zu bremsen. Doch beide Bremssysteme können versagen, so, als hätte jemand die Bremsleitungen eines Autos durchgeschnitten. Der Verstärker läuft dann auf Volltouren und verstärkt – nichts. Oder besser: Er macht eine Welle, wo gar kein Ton ist. Das Resultat ist auch hier Tinnitus.

> **INFO**
> **Der Weg vom Laut zur Wahrnehmung ist äußerst komplex. An fast jeder Station kann etwas schief gehen und dabei einen Tinnitus hervorrufen.**

Wenn der Schlüssel nicht mehr passt

Nehmen wir an, bei der Entstehung des elektrischen Signals in den inneren Haarzellen ist alles in Ordnung. Der nächste Schritt, bei dem etwas schief gehen kann, ist die Übertragung des elektrischen Signals in ein chemisches zur Überbrückung des so genannten synaptischen Spalts zwischen Haarzelle und Nervenzelle des Hörnervs. Die Übertragung erfolgt mittels eines Nervenbotenstoffs, vermutlich Dopamin. Dieser Stoff wird von der Haarzelle in den synaptischen Spalt ausgeschüttet, durchquert den

Spalt und dockt auf der anderen Seite bei der Nervenzelle an. Nervenbotenstoff und Andockstelle passen dabei zusammen wie Schlüssel und Schloss, sodass gewährleistet wird, dass nicht irgendein anderer der vielen Botenstoffe das Nervensignal auslöst.

Ein Tinnitus kann entstehen, wenn die Haarzelle eine Zeit lang zu viel des Nervenbotenstoffs freisetzt und damit den Schlüssel gleichsam überdreht. Dadurch wird in der Hörnervenzelle ein anderes Schloss geöffnet, der NMDA-Rezeptor. Dieser öffnet unerwünschterweise Schleusen und überflutet den Hörnerv mit Kalziumionen. Infolgedessen ändern sich die elektrischen Eigenschaften der Hörnervenzelle und leiten fortan ein Signal weiter, das vom Gehirn falsch interpretiert wird – als Geräusch. Diese Tinnitus-Form wird in der Fachsprache als exitotoxischer Tinnitus bezeichnet. Es gibt eine Reihe von Substanzen, die den NMDA-Rezeptor blockieren (z.B. Mementin, einen Wirkstoff gegen die Parkinsonkrankheit, oder auch Magnesium). Doch diese Möglichkeiten sind noch im Versuchsstadium und werden sehr kontrovers diskutiert.

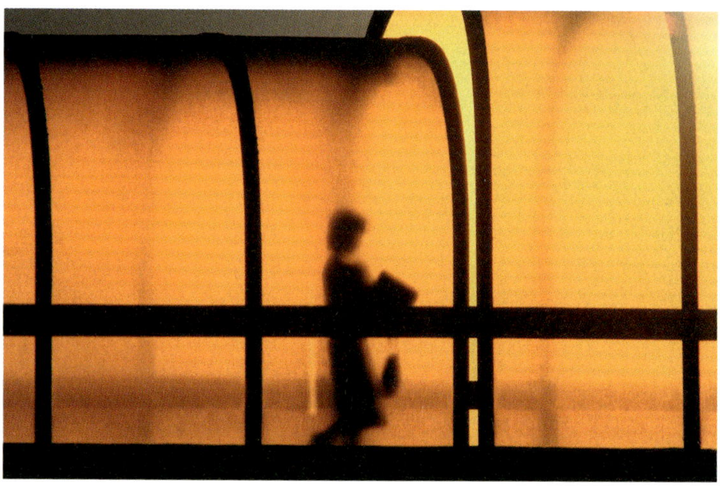

Wenn der Nerv nicht richtig leitet

Ist das Signal im Hörnerv unterwegs, kann nicht viel passieren. Es verhält sich wie bei einer Öl- oder Gaspipeline: Solange der Druck stimmt und am Ende alles abgenommen wird, gibt es keine Schwierigkeiten. Wird die Pipeline aber eingedrückt, treten Probleme auf. So auch beim Hörnerv. Hier kann das so genannte Akustikus-Neurinom zum Tinnitus führen. Dieser gutartige – und äußerst seltene – Tumor der äußeren Umhüllung des Hörnervs kann die elektrische Leitfähigkeit des Nervs verändern und ein Geräusch vorspiegeln, das gar nicht da ist.

Wenn sich das Gehirn im Kreis dreht

Es gibt offenbar Fälle, bei denen das Ohrgeräusch seinen Ursprung von Anfang an ganz allein im Gehirn hat. Sehr wahrscheinlich kommt dies jedoch selten vor. Viel häufiger beginnt Tinnitus im Ohr, meist durch Lärm oder Medikamente, also äußere Ursachen, hervorgerufen. Besteht das Ohrgeräusch aber über längere Zeit oder wiederholt sich, kann es sich verselbstständigen und auch dann noch auftreten, wenn die äußeren Ursachen längst beseitigt sind.

INFO

Das Gehirn ist sehr lernfähig. Erhält es über längere Zeit einen bestimmten Reiz, speichert es diesen ab, selbst wenn dessen äußere Ursachen längst beseitigt sind.

Lassen Sie uns dies an einem Beispiel deutlich machen, von dem Sie vielleicht schon einmal gehört haben: dem Phantomschmerz. Da hat jemand rasende Schmerzen in seinem Unterschenkel, obwohl ihm sein Bein bereits zwei Jahre zuvor amputiert wurde. Wie kommt es zu solchen Phantomschmerzen? Wird der Amputationspatient während und nach der Operation nicht ausreichend mit Schmerzmitteln versorgt, gelangen die Schmerzreize aus den durchtrennten Nerven über einen längeren Zeitraum ins Gehirn. Dort verselbstständigen sie sich und bereiten auch dann noch Schmerzen im Unterschenkel, wenn nicht nur der Unterschenkel fehlt, sondern auch die Wunde längst verheilt ist.

Der Schmerz ist nun zentralisiert, kommt also nicht mehr von äußeren Schmerz-Sinneszellen, sondern ist buchstäblich im Gehirn gefangen.

Tinnitus als Phantom

Der gleiche oder zumindest ein ganz ähnlicher Vorgang wie bei der Entstehung des Phantomschmerzes führt zum so genannten zentralisierten Tinnitus. Ein tatsächliches Hörerlebnis findet auch hier nicht mehr statt, aber die Ursache liegt nicht in irgendeiner Fehlfunktion des Hörapparats. Der Tinnitus ist sozusagen im Kopf gefangen wie der Phantomschmerz.

Dass dies nicht etwa medizinische Fiktion, sondern leider allzu häufige Realität ist, haben jene Versuche gezeigt, bei denen das Problem auf recht drastische Weise gelöst werden sollte. Man ging lange Zeit davon aus, dass die Ursache der Ohrgeräusche stets im Ohr bzw. in der Übertragung auf den Hörnerv zu finden sei. In extrem belastenden und anders nicht zu behandelnden Fällen von Tinnitus entschlossen sich Ärzte und Patienten deshalb oft genug zu einer Durchtrennung des Hörnervs. Wäre der Tinnitus tatsächlich auf die vermuteten Fehler zurückzuführen gewesen, so hätte dies Heilung bringen müssen – kein Signal, kein Geräusch. Doch dem war leider nicht so. Die Patienten litten nach wie vor an den quälenden Geräuschen.

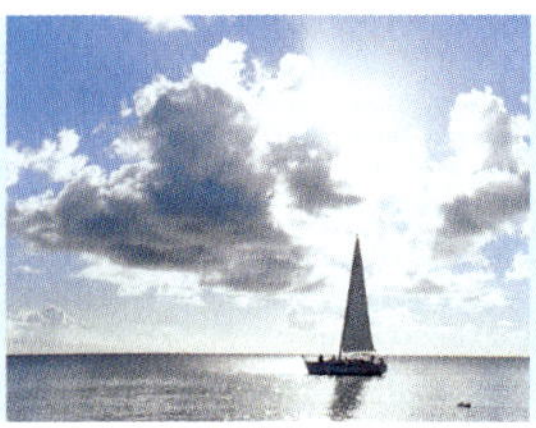

Auch der zentralisierte Tinnitus ist behandelbar

Alles nur in meinem Kopf? Da lässt sich doch gewiss nichts machen. Mitnichten. Auch der zentralisierte Tinnitus ist kein Grund zum Verzweifeln. Die Methoden, wie dieser Form des Tinnitus beizukommen ist, sind jedoch etwas anderer Art und ganz sicher nicht operativ.

Ursachen und Nebenwirkungen

Ebenso vielfältig wie die Fehler, die beim normalen Hörvorgang auftreten und einen Tinnitus zur Folge haben können, sind auch die Auslöser, die erst zu diesen Fehlern führen. Es gibt darunter allerdings eine eindeutige Nummer eins.

Der Hauptschuldige: Lärm

Der wohl häufigste Grund für Tinnitus ist Lärm bzw. der daraus resultierende Hörverlust. Lärm ist aber nicht etwa nur der Presslufthammer, der Düsenjet im Tiefflug, die vom (Hobby-)Handwerker eingesetzte Kreissäge, der Winkelschleifer oder die Schlagbohrmaschine. Auch laute Musik in der Disko, auf dem Konzert oder via Kopfhörer aus Walkman, MP3-Player etc. ist rein physikalisch betrachtet Lärm.

Sie kennen das vermutlich: Wenn Sie aus der Disko oder von einer lauten Party in einen stillen Raum kommen, klingelt oder rauscht es im Ohr. Das ist durchaus ein Alarmzeichen, auch wenn der Spuk normalerweise nach ein paar Stunden verschwunden ist. Denn das Rauschen im Ohr zeigt an, dass da eine ganze Reihe von Hörzellen unter akutem Sauerstoffmangel leidet. Sie verlieren dadurch ihre Stabilität, taumeln umher und produzieren das Geräusch. Dauert dieser Sauerstoffmangel zu lange, weil nach der Disko gleich die nächste »Dröhnung« aus dem Kopfhörer oder an einem zu lauten Arbeitsplatz folgt, dann haben wir ein Problem. Denn Haarzellen benötigen eine gewisse Erholungsphase – sie variiert je nach Lautstärke –, um sich von dem Sauerstoffmangel zu regenerieren. Ist die Erholungszeit zu kurz, sterben Haarzellen unwiederbringlich ab. Aus diesem Grund sollte man seinen Ohren je nach Intensität nur eine bestimmte Lärmdauer zumuten (s. nächste Seite).

> **INFO**
> **Gönnen Sie Ihren Ohren Erholung! Bei »Dauerdröhnung« sterben wichtige Sinneszellen irreversibel ab.**

Lärm macht krank

Die NaRoMi-Studie (Noise and Risc of Myocardial Infarction) fand heraus, dass das Herzinfarktrisiko bei Männern messbar zunimmt, wenn sie mehr als zehn Jahre lang an einer Straße mit einer täglichen Lärmbelastung von über 65 dB(A) gelebt hatten. Bei Frauen fand die Studie keinen Zusammenhang zwischen Straßenlärm und Infarktrisiko, wohl aber zwischen Fluglärm (Wohnen in einer Einflugschneise) und Herzinfarkt. Dauerlärm evoziert verschiedenste Stresssymptome wie Muskelverspannungen,

Verdauungsprobleme, aber eben auch verengte und schneller alternde Blutgefäße sowie Veränderungen der Herzfunktion. Und insbesondere führt Lärm zu Hörschäden und Tinnitus.
Wie lange Sie Ihren Ohren welche Lautstärke zumuten dürfen, können Sie folgender Grafik entnehmen.

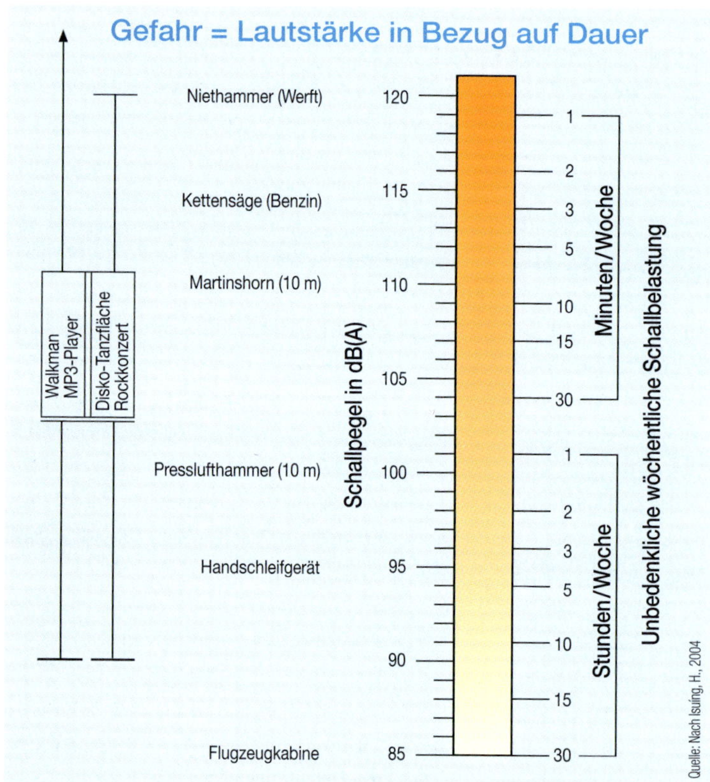

Man misst die Lautstärke – Fachleute sprechen vom Schalldruckpegel – in Dezibel (dB). Das »(A)« hinter dem »dB« gibt an, dass die normalerweise rein physikalischen Messwerte der menschlichen Hörkurve angeglichen wurden, da diese den Schall in unterschiedlichen Frequenzen unterschiedlich laut hört (siehe auch Abbildung S. 24). Wichtig zu wissen: Die dB-Skala ist nicht linear. Das heißt, ein Anstieg um 10 dB entspricht einer Verdoppelung, um 20 dB sogar einer Verzehnfachung. Die unbedenkliche Schallbelastung in Stunden bzw. Minuten ist auf eine ganze Woche berechnet, da zum Beispiel Musiker oder auch Diskobesucher Tage und Wochen mit höherer und niedrigerer Belastung haben. Um keinen Hörschaden zu riskieren, sollten Sie in einer Disko mittlerer Lautstärke (etwa 105 dB(A)) also nur etwa 20 Minuten pro Woche auf der Tanzfläche zubringen. In einer lauten Disko sogar nicht einmal eine Minute!

Was, bitte, haben Sie gesagt?

Hörverlust bedeutet in der Regel nicht den vollständigen Verlust des Gehörs, man hört nur bestimmte Frequenzen nicht mehr so laut wie früher bzw. die jeweiligen Töne müssen lauter sein, damit wir sie noch hören. Die folgende Grafik gibt darüber Aufschluss: In der Rubrik »Hörbereiche nach Frequenz und Schalldruckpegeln« sehen Sie an der vertikalen Achse die bereits bekannten Dezibel-Werte, an der horizontalen Achse jene Frequenzwerte, die den menschlichen Hörbereich bilden, von 20 Hz (Hertz) bis etwa 17 000 Hz. Zum Vergleich: Der tiefste Ton eines Klaviers liegt knapp über 20 Hz, der höchste bei 4000 Hz.

Die geschwungenen Linien sind so genannte Isophone, Linien gleicher Lautstärke, die aber je nach Tonhöhe unterschiedlich wahrgenommen werden. Je niedriger die Linie verläuft, desto besser nehmen wir sie in der jeweiligen Frequenz wahr. Wir können also selbst sehr leise Töne zwischen 2000 und 5000 Hz hören, während tiefe Töne schon sehr laut sein müssen, damit wir sie überhaupt registrieren. Das ist übrigens auch der Grund, warum sich eine Sopranstimme oder eine Piccoloflöte leicht gegen ein ganzes Symphonieorchester durchsetzen kann, während der Kontrabass Schwerstarbeit verrichten muss, um sich Gehör zu verschaffen.

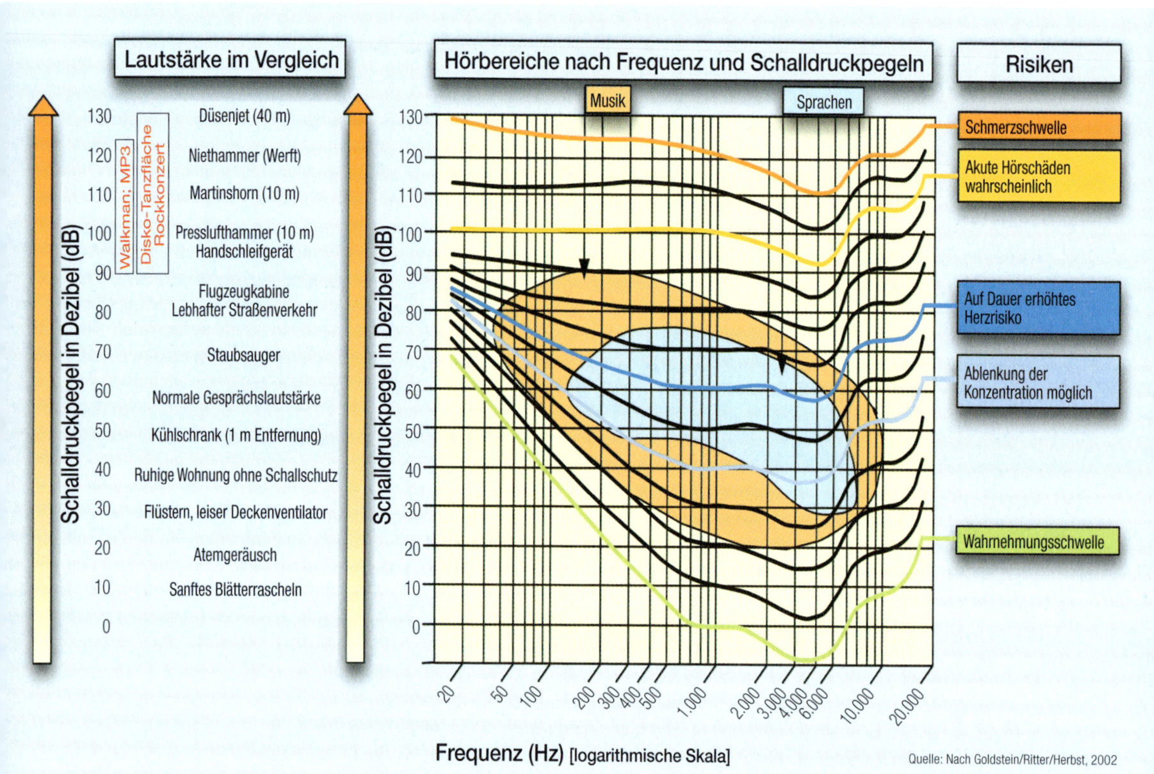

Der durch Lärm ausgelöste Hörverlust – ebenso wie der altersbedingte Hörverlust – betrifft vor allem die Frequenzen ab 2000 Hz aufwärts. Ein Blick auf die Grafik zeigt, dass ein Hörverlust in diesen Frequenzen nicht nur den Musikgenuss trübt, sondern vor allem die Verständigung mit anderen Menschen immer schwieriger macht, da gerade der Hauptsprachbereich (in der Grafik hellblau) betroffen ist. Dies zeigt sich ganz besonders in Situationen mit lauten Hintergrundgeräuschen, etwa in Gaststätten, auf Partys oder bei anderen geselligen Zusammenkünften. Eine Folge des Hörverlusts ist deshalb oftmals auch der soziale Rückzug.

Die künftigen Leiden der MP3-Generation

Was für den über 70-Jährigen als völlig normal gilt, greift auch bei Jüngeren immer mehr um sich. So hat eine neue repräsentative Umfrage des »Forum Besser Hören« gezeigt, dass von den über 45-jährigen Deutschen 16 Millionen (46 Prozent) in Alltagssituationen Probleme haben, einwandfrei zu hören und zu verstehen, sechs Millionen von ihnen sogar massive Probleme.

Besonders besorgniserregend aber sind die Zahlen, die Untersuchungen über das Hörvermögen Jugendlicher ergaben: Eine Düsseldorfer Studie an 1800 Wehrpflichtigen zwischen 16 und 24 Jahren belegt, dass jeder Vierte dieser Altersgruppe unter einem nachweisbaren Hörverlust leidet. Bei einer anderen deutschen Studie, an der 270 Berliner Schüler zwischen 16 und 18 Jahren teilnahmen, waren fast zehn Prozent betroffen.

Eine britische Untersuchung liefert die Gründe: 39 Prozent der 18- bis 24-Jährigen lassen sich mindestens eine Stunde pro Tag mit Musik aus Kopfhörern bedröhnen – zum Beispiel mittels Walkman oder MP3-Player. Fast die Hälfte dieser Musikbegeisterten ist sogar selbst der Meinung, der Sound sei zu laut.

INFO

Zu viel laute Musik: Immer mehr junge Leute leiden bereits an einem deutlichen Hörverlust und riskieren verfrühte Altersschwerhörigkeit inklusive Tinnitus.

Angesichts dieser Zahlen ist es nur zu verständlich, dass Ohrenärzte mittlerweile lautstark Alarm schlagen und vor dem ungehemmten Musikgenuss via Kopfhörer warnen. Aus den vorliegenden Zahlen schlussfolgert Henning Wiegels, Chefarzt der HNO-Klinik Schwerin, dass die Teenager im Alter von 40 Jahren auf einem Hörverlustlevel stehen werden wie ein heute 60-Jähriger. Noch eine letzte Zahl: Ein Diskobesuch pro Woche in einem Zeitraum von über fünf Jahren führt bei fünf Prozent der Besucher zu einem deutlich nachweisbaren Hörschaden.

Die Folgen liegen auf der Hand: Die Häufigkeit von Lärmschwerhörigkeit und Tinnitus hat in den vergangenen 20 Jahren bereits gewaltig zugenommen. Was da aber ganz offenbar auf uns zukommt, sieht nach einer regelrechten Schwerhörigkeits- und Tinnitus-Epidemie aus.

Weitere Schuldige: Krankheiten und Medikamente

Es gibt eine ganze Reihe weiterer Auslöser für einen Tinnitus. Der wohl harmloseste ist der Pfropf aus Ohrenschmalz, der gleichwohl zum Schwinden des Hörvermögens und damit auch zum Tinnitus führen kann.

Auch Ohrenentzündungen (z.B. Mittelohrentzündung), verschiedene andere Infektionen (etwa die durch Zecken übertragene Lyme-Borreliose) oder ein Hörsturz können Ohrgeräusche zur Folge haben.

In die Reihe der Schuldigen gehören ferner »Allerweltsmedikamente«, wie die Schmerzmittel Acetylsalicylsäure (z.B. Aspirin, ASS), Ibuprofen und Naproxen, Antibiotika, wie Doxycyclin und Ribaverin und entwässernde Mittel, wie Furosemid oder Torasemid. Das deutsche Arzneimittelverzeichnis »Rote Liste online« (Stand: Oktober 2005) listet immerhin 303 Präparate auf, bei denen die Stichworte »Tinnitus« oder »Ohrgeräusche« unter den Nebenwirkungen auftauchen. Falls die Ursache des Tinnitus also nicht bereits feststeht, muss der Mediziner deshalb unbedingt eine komplette Liste der Medikamente seines Patienten bekommen.

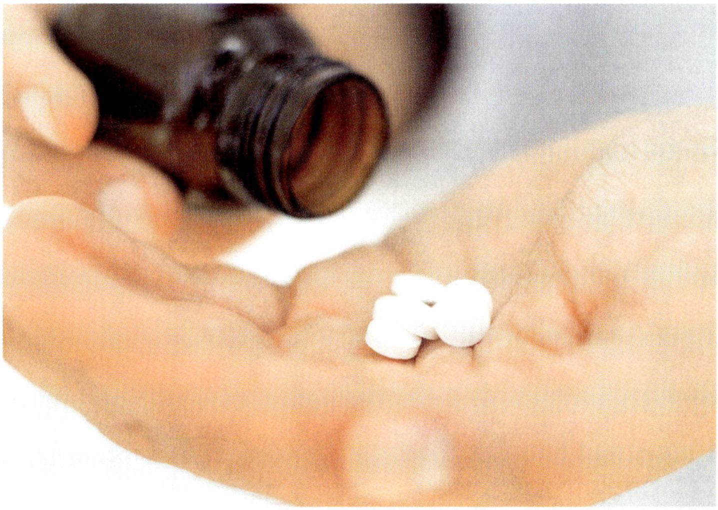

Eine Ursache ganz anderer Art ist in Fehlfunktionen des Kiefergelenks, Fehlstellungen der Zähne sowie Störungen an der Halswirbelsäule zu finden. Näheres dazu lesen Sie ab Seite 55.
Neben dem subjektiven gibt es auch einen objektiven Tinnitus, der durch tatsächlich vorhandene Geräusche entsteht: Dazu gehören übermäßige Strömungsgeräusche von Blutgefäßen, Zuckungen und Krämpfe der Gaumenmuskulatur bzw. der Mittelohrmuskulatur sowie Belüftungsstörungen des Mittelohrs. Immer dann, wenn die Ohrgeräusche synchron zum Pulsschlag auftreten – wenn sie also pulsieren –, liegt der Verdacht nahe, dass strömendes Blut den Tinnitus verursacht. Das Innenohr ist normalerweise frei von Schlagadern (Arterien), damit Blutströmungen eben nicht hörbar werden. Die Versorgung mit Nährstoffen und Sauerstoff erfolgt stattdessen über die so genannte Perilymphe. Treten pulssynchrone Strömungsgeräusche auf, kann sie der Arzt meist mittels eines Stethoskops hören. Ursache dieses relativ seltenen Tinnitus können Verengungen der Blutgefäße am Hals, Gefäßwucherungen und vieles mehr sein.

Mögliche Ursachen im Überblick

Subjektiver Tinnitus

Art	Ursachen
ohrbedingt	lärmbedingter Hörverlust; Altersschwerhörigkeit; Verknöcherungen im Ohr, meist des ovalen Fensters; Ohrenentzündung; Propf aus Ohrenschmalz; Hörsturz; Menière'sche Krankheit; andere Gründe für Hörverlust
nervenbedingt	Kopfverletzungen; Schleudertrauma; Multiple Sklerose; gutartige Tumoren des Hörnervs (Akustikus-Neurinom); andere Tumoren im Bereich des Hörnervs und Kleinhirns
infektionsbedingt	Mittelohrentzündung; Folgeerscheinung der Lyme-Borreliose; Hirnhautentzündung; andere Infektionen, die Hörorgane beeinträchtigen können
medikamentenbedingt	häufige Nebenwirkung von zahlreichen Medikamenten, u. a. Schmerzmittel wie Ibuprofen oder Naproxen, Antibiotika wie Doxycyclin oder Ribavirin, entwässernde Medikamente (Diuretika) wie Furosemid oder Torasemid
sonstige	Fehlfunktionen des Kiefergelenks; Zahnerkrankungen

Objektiver Tinnitus

Art	Ursachen
pulsierend	Verkalkung der den Kopf versorgenden Hauptschlagadern (Karotis); Missbildungen bzw. Verformungen von Blutgefäßen; Tumoren der Blutgefäße; Herzklappenfehler; Verkalkung der großen Körperschlagader (Aorta); Zustände erhöhten Herzoutputs und dadurch ausgelöste Turbulenzen im Blutfluss (z.B. durch Blutarmut oder Medikamente ausgelöst)
muskulär/anatomisch	Muskelzuckungen des Gaumensegels; Krämpfe der Muskeln, die für die Spannung der Gehörknöchelchen und des Trommelfells verantwortlich sind; Belüftungsstörungen der Verbindungsröhre (Eustachische Röhre) zwischen Mittelohr und Rachenraum
spontan	spontane otoakustische Emissionen

Quelle: Nach Lockwood, 2002

Tinnitus mit Folgen

Die Hälfte der von Tinnitus Betroffenen empfindet das Ohrgeräusch zwar manchmal als störend, nicht jedoch als Belastung. Die andere Hälfte hingegen betrachtet den Tinnitus als belastend oder sogar als sehr belastend. Bei einem solchen dekompensierten, also nicht ausgeglichenen Tinnitus können sich zudem Folgestörungen entwickeln.

Wie verschiedene Studien gezeigt haben, leiden Tinnitus-Geschädigte häufiger unter Konzentrations- und Schlafstörungen, Angst und vor allem Depressionen. Interessant in diesem Zusammenhang ist besonders eine Untersuchung aus dem Jahre 1989, in der die Neigung zu Angst und Depression nach vier Gruppen unterschieden wurde:

1. Tinnitus-Patienten, die gut mit ihren Ohrgeräuschen leben konnten (kompensierter Tinnitus),
2. solche, die große Probleme damit hatten (dekompensierter Tinnitus),
3. Patienten mit chronischen Kopfschmerzen und
4. Gesunde.

Dabei zeigte sich, dass die Gruppen 1 und 4 annähernd gleiche, niedrige Werte auf der Depressions- und Angstskala aufwiesen, während die Gruppen 2 und 3 ebenfalls annähernd gleiche, hohe Werte zeigten. Die Belastung durch einen dekompensierten Tinnitus ist offenbar mit einer chronischen Schmerzerkrankung vergleichbar und damit sehr ernst zu nehmen.

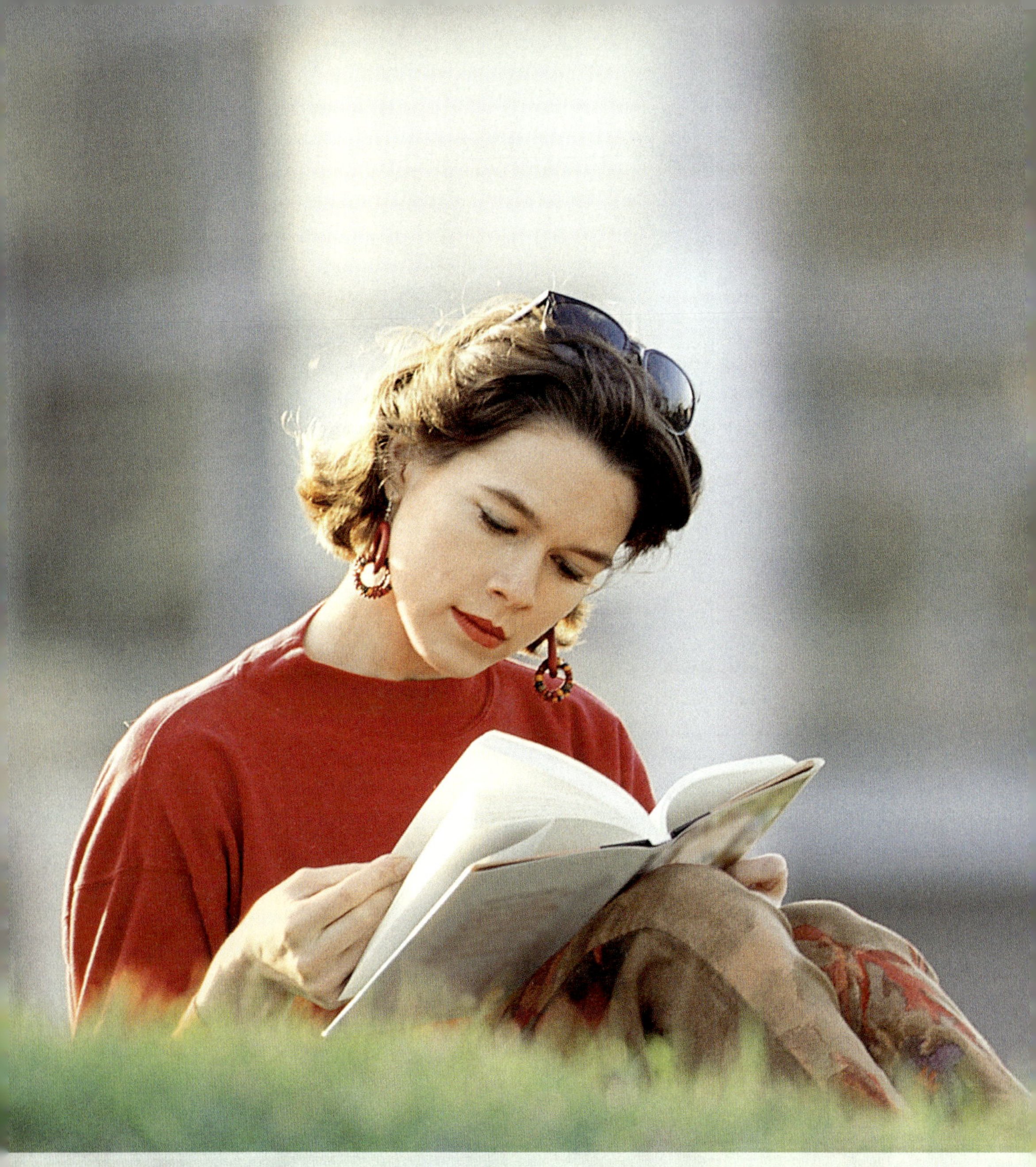

Die richtige Diagnose entscheidet

Viele kommen mit einem Tinnitus zum Arzt und erwarten, dass er sofort weiß, was zu tun ist. Warum das nahezu unmöglich ist, liegt auf der Hand: Allzu viele Ursachen kommen als Auslöser für die Ohrgeräusche infrage. Und das ist noch nicht alles, was der Arzt bedenken muss.

Ein wichtiger Fragenkatalog

Ihr Arzt wird Ihnen im Rahmen der so genannten Anamnese einige Fragen stellen, die Sie ihm möglichst genau und prompt beantworten sollten. Am besten machen Sie sich dazu vorher bereits ein paar Notizen.

Hier die wichtigsten Fragen:

- Seit wann haben Sie das Ohrgeräusch?
- Hören Sie das Geräusch manchmal nicht, wenn andere Geräuschquellen es überdecken?
- Haben Sie eine Hörminderung?
- Hat sich das Ohrgeräusch erstmals im Zusammenhang mit der Hörminderung gezeigt?
- Ändert sich das Geräusch, wenn Sie aufgeregt oder psychisch angespannt sind?
- Ändert sich das Geräusch, wenn Sie sich körperlich anstrengen?
- Ist das Geräusch irgendwie von Ihrer Kopfhaltung abhängig?
- Besteht ein Zusammenhang zwischen Speisen oder Getränken und Ihrem Ohrgeräusch?
- Sind Sie an anderen Krankheiten erkrankt (z.B. Krankheiten des Herz-Kreislauf-Systems, des Stoffwechsels, der Halswirbelsäule, der Zähne)?
- Nehmen Sie irgendwelche Medikamente?
- Empfinden Sie das Geräusch als belästigend oder quälend?
- Können Sie sich durch das Geräusch schlechter konzentrieren?
- Haben Sie Probleme beim Ein- oder Durchschlafen?
- Fühlen Sie sich in Ihrer Lebensqualität durch das Ohrgeräusch entscheidend beeinflusst?

Die Basisuntersuchung: Was sich hören und sehen lässt

Grundsätzlich muss der Hals-Nasen-Ohren-Arzt mittels eines Otoskops in die Gehörgänge schauen. Auf diese Weise kann er erkennen, ob möglicherweise ein Pfropf aus Ohrenschmalz für das Ohrgeräusch verantwortlich ist oder ob das Trommelfell Veränderungen aufweist, etwa einen Riss oder Hinweise auf eine Entzündung des Mittelohrs. Ganz wichtig ist, dass er den Gehörgang, den so genannten Warzenfortsatz des Schläfenbeins, jenes Knochens, den wir als dicke Wölbung direkt hinter der Ohrmuschel ertasten können, und das weiche Gewebe am Hals gewissenhaft abhorcht. Auf diese Weise kann der Arzt möglicherweise bereits einen objektiven Tinnitus dingfest machen. Ebenso wird er den Nasen- und Nasen-Rachen-Bereich untersuchen, da auch die Gaumenmuskulatur die Ohrgeräusche verursachen kann.

Die audiometrische Untersuchung: Höre ich recht?

INFO

Die Audiometrie ist ein zentrales diagnostisches Instrument, um der Ursache des Tinnitus auf die Spur zu kommen.

In den meisten Fällen wird der Tinnitus durch eine Schädigung des Gehörs verursacht und geht folglich mit einer Hörstörung einher. Diese kann der Arzt mittels einer audiometrischen Untersuchung nachweisen und auf diese Weise den Ort des Schadens sowie das Ausmaß genau erfassen.

Frequenz- oder Tonaudiometrie

Das Basisverfahren nennt sich Frequenz- oder Tonaudiometrie. Dabei bekommt der Patient über Kopfhörer für jedes Ohr getrennt reine Töne (Sinuskurven) zwischen 125 und 8000 Hertz vorgespielt. Die Lautstärke wird schrittweise gesteigert, bis der Patient den Ton wahrnimmt. Dieser Wert wird dann in ein Formular eingetragen, wobei ein Wert von 0 dB bei der jeweiligen Frequenz dem normalen Hörvermögen entspricht. Ein Wert von 50 dB würde bedeuten, dass der Hörverlust bei der betreffenden Frequenz eben 50 dB beträgt, der jeweilige Ton also mehr als 100-mal so laut sein muss, damit der Patient ihn hört. Zu beachten ist dabei aber Folgendes: Die Hörminderung in dB wird relativ zur Normalkurve angegeben, die bekanntlich nicht bei allen Frequenzen den gleichen dB-Wert hat (siehe S. 24).

Der direkte Draht ins Innenohr

Dieses audiometrische Verfahren wird jedoch nicht nur über die Luftleitung – die Übertragung von Schallwellen über Bewegungen der Gehörknöchelchen auf das ovale Fenster – durchgeführt, sondern auch über die Knochenleitung. Dazu wird ein Gerät ähnlich einem Kopfhörer auf die beiden Knochenhöcker hinter den Ohrmuscheln (Warzenfortsatz des Schläfenbeins) gesetzt. Der weitere Vorgang verläuft analog. Der Test in dieser Variante umgeht das Mittelohr und gibt somit direkt Aufschluss über die Hörfähigkeit des Innenohrs. Der Vergleich der beiden Testmöglichkeiten hingegen sagt, ebenso wie die Basisvariante selbst, etwas über die Fähigkeiten des Mittelohrs aus, den Schall zu leiten.
Die folgende Grafik bietet ein Beispiel für einen solchen Hörtest an einem Ohr. Normalerweise werden natürlich beide Ohren getestet.

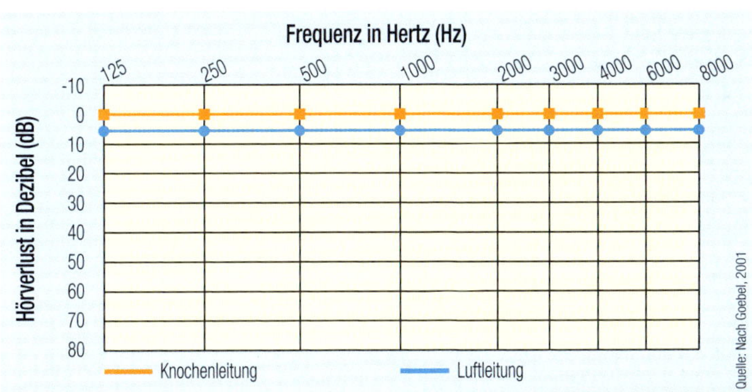

Audiogramm: Normalhörigkeit

Wie Sie sehen, laufen bei Normalhörigkeit beide Linien - Luftleitkurve und Knochenleitkurve - in allen Frequenzen parallel nahe der Nulllinie.

Und nun werfen Sie einen Blick auf folgende Audiogramme.

Audiogramm: Schallleitungs-schwerhörigkeit

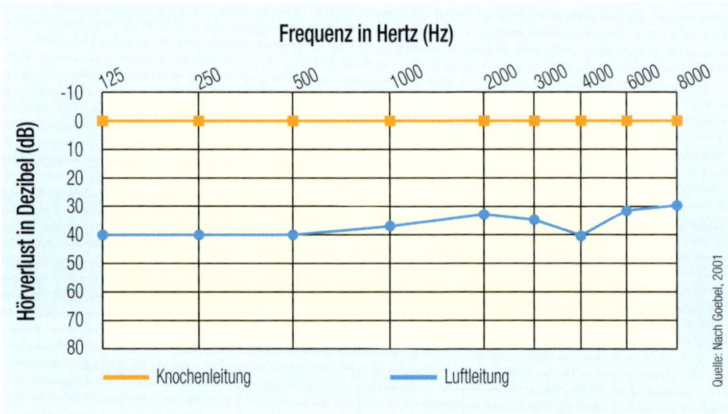

Audiogramm: Schallempfindungs-schwerhörigkeit

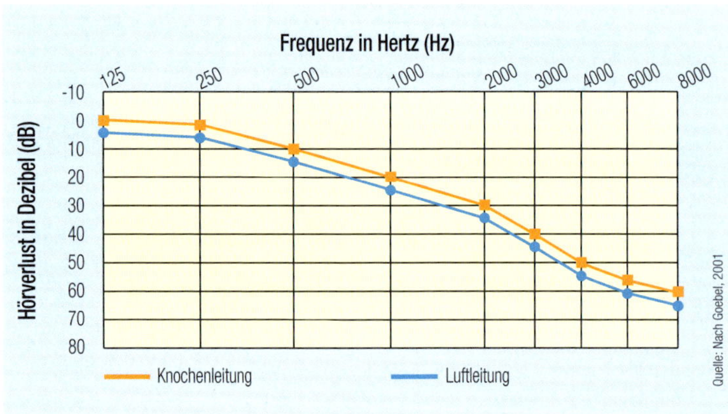

Bei der Schallleitungsschwerhörigkeit verläuft die Hörkurve bei der Knochenleitung völlig normal. Via Luftleitung ist hingegen eine gewaltige Hörminderung um 30 bis 40 dB zu erkennen. Das

bedeutet, die Wahrnehmung im Innenohr funktioniert sehr gut, doch auf dem Weg dorthin bleibt der Schall auf der Strecke – im äußeren Gehörgang oder im Mittelohr.
Bei der Schallempfindungsschwerhörigkeit hingegen laufen beide Kurven – das Hörvermögen via Knochenleitung und Luftleitung – parallel abwärts. Der Hörverlust liegt somit im Innenohr, offenkundig sind also Hörsinneszellen zugrunde gegangen.

Sprachaudiometrie

In Ergänzung zur reinen Tonaudiometrie ist es oft sinnvoll, den Test nicht nur mit reinen Tönen, sondern auch mit Zahlen bzw. Wörtern durchzuführen. So lässt sich genauer überprüfen, inwieweit das Sprachverständnis des Betroffenen gestört ist.

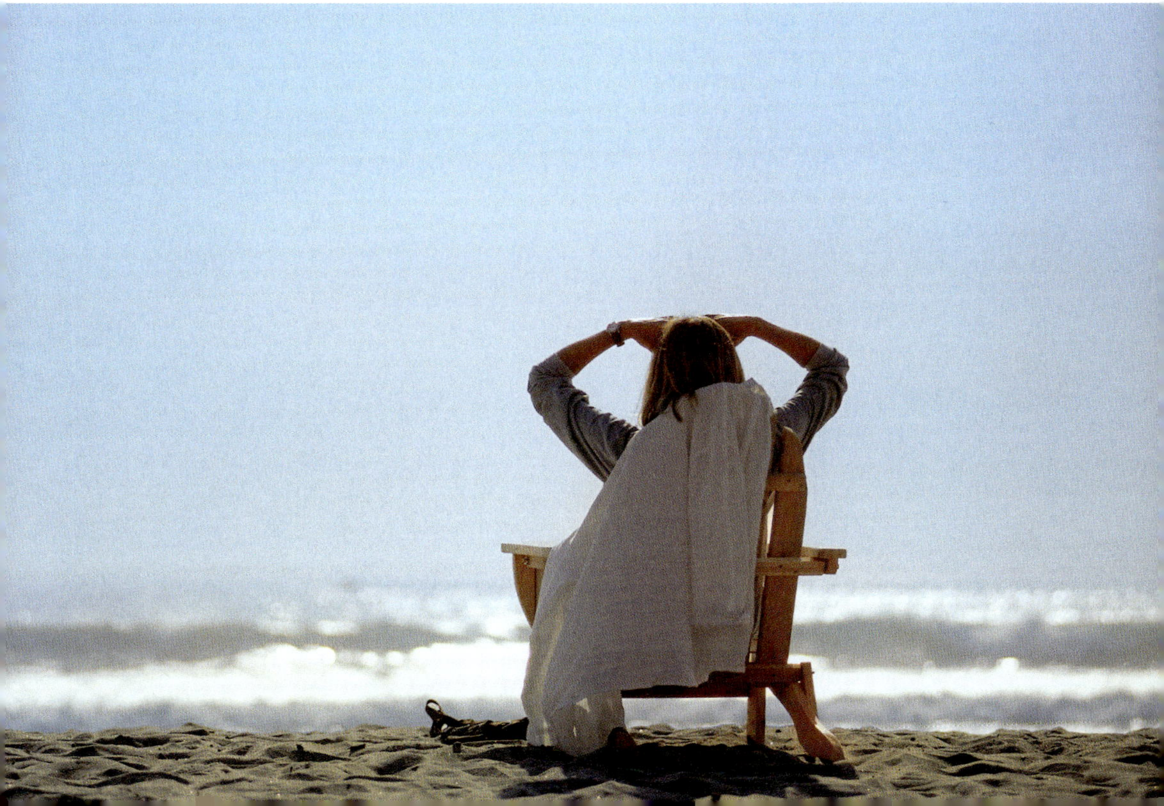

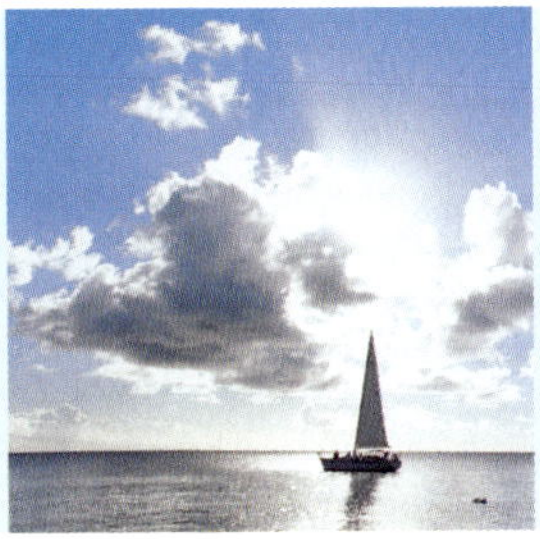

Die Unbehaglichkeitsschwelle

Bei Tinnitus-Patienten ist häufig die so genannte Unbehaglichkeitsschwelle niedriger als bei Gesunden. Mit anderen Worten: Die Empfindlichkeit gegenüber höheren Lautstärken ist oft extrem gesteigert. Der Arzt kann dies messen, indem er den Patienten bei mindestens drei Frequenzen (500, 2000 und 4000 Hz) den Punkt angeben lässt, bei dem der Ton als unangenehm laut empfunden wird.

Impedanzaudiometrie

Bei der Impedanzaudiometrie misst der Arzt den »akustischen Scheinwiderstand« des Trommelfells. Das ist nichts anderes als der Anteil jener Schallwellen, der vom Trommelfell zurückgestrahlt wird. Dieser Anteil ändert sich, je nachdem, wie stark das Trommelfell gespannt ist bzw. ob im Gehörgang ein Über-, Unter- oder Normaldruck herrscht. Die Untersuchung dauert pro Ohr nur etwa 30 Sekunden und ist völlig schmerzfrei – das Trommelfell wird nicht einmal berührt. Der Arzt setzt einen Stöpsel in den Gehörgang, der diesen luftdicht verschließt und einen Lautsprecher, ein Mikrofon sowie einen Schlauch enthält, über den Luft abgesaugt oder hineingepumpt werden kann.

Eigentlich besteht der Test aus zwei Teilen: der Erstellung eines Tympanogramms (Tympanum = Paukenhöhle), das Auskunft gibt über den Zustand des Trommelfells und der Paukenhöhle, sowie der Stapediusreflexmessung (Stapes = Steigbügel).

Bei diesem Verfahren wird zunächst ein leiser Ton ins Ohr abgestrahlt, um den Scheinwiderstand zu messen. Anschließend wird kurzzeitig ein lauterer Ton abgestrahlt. Dadurch strafft sich ein kleiner Muskel, der den Steigbügel vom ovalen Fenster wegzieht – ein natürlicher Reflex, der das Innenohr vor Schäden durch Lärm bewahren soll. Gleichzeitig ändert sich kurzfristig die Trommelfellspannung. All diese Messungen werden direkt während der Untersuchung von der Apparatur in ein Formular eingetragen oder im Computer gespeichert.

Frequenz- und Lautstärkemessung

Um herauszubekommen, in welchem Frequenzbereich das Tinnitus-Geräusch angesiedelt ist, benutzt der Arzt wiederum das Audiometer, mit dem sich verschiedene Frequenzen in verschiedenen Dezibelpegeln einspielen lassen. Auf diese Weise können unter Mitwirkung des Patienten sowohl die Frequenz als auch die Lautstärke des Ohrgeräuschs ermittelt werden. In den allermeisten Fällen ist der Tinnitus im Hochtonbereich zu finden, jenem Bereich, der auch meist von einer Lärm- oder Altersschwerhörigkeit betroffen ist. Seltener zeigt sich der Tinnitus als tiefes Brummen. In diesen Fällen ist die Störung oft durch einen Überdruck der Flüssigkeit im Innenohr hervorgerufen, was sich durch eine einfache medikamentöse Entwässerungstherapie und/oder durch Korrekturen an der Halswirbelsäule gut behandeln lässt.

INFO Sogar der Frequenzbereich des Ohrgeräuschs kann Auskunft über seine Ursache geben.

Otoakustische Emissionen: Der Test fürs Innenohr

Ein wichtiger Test, mit dem sich die Funktionsfähigkeit des Innenohrs messen lässt – prinzipiell sogar schon direkt nach der Geburt, wenn andere Verfahren noch nicht infrage kommen –, misst die so genannten otoakustischen Emissionen. Diese Untersuchung macht es sich zunutze, dass das gesunde Innenohr nicht nur Töne empfangen und in Nervenimpulse umsetzen, sondern auch selbst leise Töne aussenden kann. Um diese Töne zu messen, wird eine kleine Sonde in den Gehörgang eingeführt, die sowohl einen Lautsprecher als auch ein Mikrofon enthält. Der Lautsprecher schickt Töne aus und das Mikrofon nimmt die vom Innenohr daraufhin ausgesandten Töne auf. Können solche Töne nachgewiesen werden, dann ist das Innenohr gesund. Sind bei einer Schwerhörigkeit Gehörgang und Mittelohr in Ordnung und lassen sich auch normale otoakustische Emissionen aufzeichnen, weiß man, dass der Schaden irgendwo am Hörnerv oder im Gehirn liegen muss.

BERA: Strommessung im Gehirn

Die elektrischen Ströme, die sich entlang unserer Gehirnzellen bewegen, kann man bekanntlich mittels eines Elektroenzephalographen (EEG) messen. Bei der Tinnitus-Diagnostik kommt eine Sonderform des EEG zum Einsatz, die die Hirnstammpotenziale misst, BERA (Brainstem Evoked Response Audiometry).

Die Messung ist absolut harmlos und schmerzfrei. Der Patient liegt ganz entspannt auf einer Liege, trägt Kopfhörer und am Kopf angeklebte Elektroden. Über den Kopfhörer werden dem Patienten Schallreize geboten, die sich als messbare Ströme an den Elektroden bemerkbar machen müssten. Tun sie es nicht oder nicht rechtzeitig, ist das Problem am Hörnerv bzw. an der zentralen Hörbahn im Gehirn zu lokalisieren. Auch wenn die Ströme so schwach sind, dass sie vom Hintergrundrauschen der übrigen Nervensignale verdeckt werden, kann eine komplizierte Computeranalyse doch zu so genauen Daten führen, dass der Arzt manchmal sogar exakt den Ort des Schadens angeben kann.

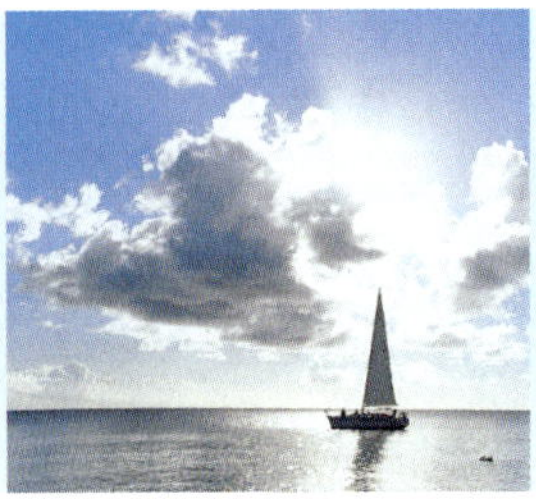

Abdeckstift aus Klang

Im Zuge dieses Tests versucht der Arzt auch, den Tinnitus mit verschiedenen Geräuschen gleichsam zu überdecken bzw. ihn leiser werden oder ganz verschwinden zu lassen. Wenn dies gelingt – was leider nicht allzu häufig ist –, kann der Arzt einen »Tinnitus-Masker« verschreiben, der wie ein Hörgerät getragen wird oder in ein solches integriert ist und das Ohrgeräusch verdeckt.

Art/Name der Untersuchung	Kurzbeschreibung
Unbedingt erforderlich	
Anamnese	Durch die Befragung des Patienten erfährt der Arzt u. a., wie lange der Tinnitus schon besteht, wie belastend er ist und was als Ursache infrage kommen kann.
HNO-ärztliche Basisuntersuchung	Der Blick in den Gehörgang sowie eine Spiegelung des Nasen-Rachen-Raums geben Aufschluss über mögliche anatomische oder entzündliche Veränderungen.
Abhören der großen Halsarterien und des Gehörgangs	Hört der Arzt auffällige Strömungsgeräusche, so handelt es sich möglicherweise um einen gefäßbedingten objektiven Tinnitus.
Tonaudiometrie	Dabei zeigen sich Einschränkungen der Hörfähigkeit in verschiedenen Frequenzbereichen sowohl für die Luftleitung als auch für die Knochenleitung. Auf diese Weise lässt sich auch eine Schallleitungsschwerhörigkeit von einer Schallempfindungsschwerhörigkeit abgrenzen.
Sprachaudiometrie	Wie Tonaudiometrie, jedoch mit gesprochener Sprache statt mit Sinustönen. Vorteil: Das Sprachverständnis lässt sich exakt messen.
Impedanzaudiometrie (Tympanografie plus Stapediusreflexmessung)	Misst den akustischen Scheinwiderstand des Trommelfells unter verschiedenen Bedingungen und gibt Auskunft über den Zustand des Trommelfells und der Paukenhöhle im Mittelohr.
Unbehaglichkeitsschwellentest	Ermittelt an mindestens drei Frequenzen, von welchem Schalldruckpegel an (dB) die Töne als unangenehm laut empfunden werden. Bei Tinnitus-Patienten ist die Unbehaglichkeitsschwelle oft erniedrigt.
Tinnitus-Lautheitsprüfung, Maskierungslevel	Gibt mittels verschiedener Geräusche (Rauschen) Auskunft über die Lautstärke und den Frequenzbereich des Ohrgeräuschs.
Test auf otoakustische Emissionen	Testet die Funktionsfähigkeit des Innenohrs.
Hirnstammaudiometrie (BERA)	Misst Hirnströme, die nach einem akustischen Reiz entstehen. Wichtig für die Frage, ob die Störung am Hörnerv oder in der zentralen Hörbahn liegt.
Halswirbelsäulendiagnostik	Überprüft die Halswirbelsäule auf funktionelle Störungen.
orientierende Untersuchung von Kiefergelenk und Zähnen	So weit es für den Nicht-Zahnarzt möglich ist, muss geprüft werden, ob Kiefergelenk und/oder Zähne als Auslöser infrage kommen.
In Einzelfällen sinnvoll	
zahnärztliche bzw. kieferorthopädische Untersuchung	bei Anfangsverdacht auf Störungen am Kauapparat
Dopplersonografie (Spezialform des Ultraschalls)	Prüft die hirnversorgenden Arterien, falls Hinweise auf objektive Ohrgeräusche aufgrund von Durchblutungsstörungen vorliegen.
Computertomografie	Untersucht bestimmte Knochenstrukturen des Schädels auf Schäden hin.
Kernspintomografie	Untersuchung, um mögliche Schäden an Nerven oder Gehirnteilen auszuschließen bzw. zu lokalisieren.
spezielle Untersuchungen der Blutgefäße	bei pulssynchronem Tinnitus
internistische Untersuchung mit Labordiagnostik	Sucht nach Ursachen im Bereich von Herz, Kreislauf, Stoffwechsel und nach rheumatischen Erkrankungen.
psychologische Untersuchungen	nur sinnvoll bei hohem Leidensdruck

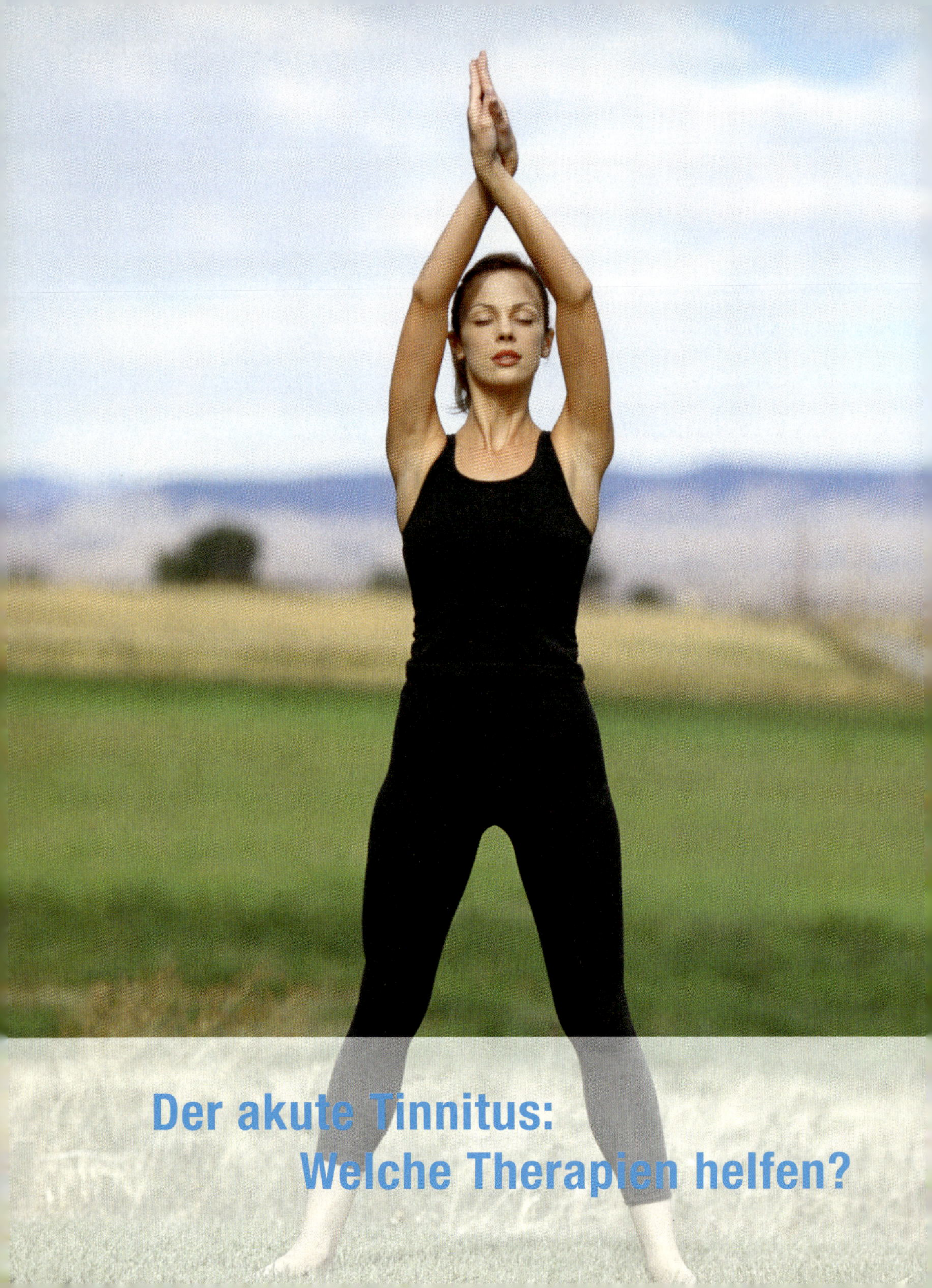

Der akute Tinnitus: Welche Therapien helfen?

Entscheidend für die richtige Therapie ist eine gute Diagnose, und dabei sind vor allem zwei Fragen zu klären:

1. Wie lange besteht der Tinnitus schon? Ist er akut (jünger als drei Monate), subakut (drei Monate bis ein Jahr) oder chronisch (länger als ein Jahr)?
2. Handelt es sich um einen objektiven Tinnitus, d.h. sind die Ohrgeräusche theoretisch auch von außen wahrnehmbar, oder um einen subjektiven, ein Geräusch, das nur ich selbst wahrnehmen kann.

Der richtige Zeitpunkt

Nach einer lauten Party, einem Diskobesuch oder einem Rockkonzert ist es nichts Ungewöhnliches, wenn Sie anschließend ein Rauschen oder Sausen in den Ohren haben. Falls Sie Ihre Ohren nicht zu oft solchem Lärm aussetzen, müssen Sie sich deshalb noch keine Sorgen machen. Am nächsten Morgen müssten die Haarzellen das lärmbedingte Stoffwechseldefizit ausgeglichen haben und der Spuk sollte vorbei sein. Ist dies nicht der Fall, sollten Sie unbedingt rasch einen HNO-Arzt aufsuchen. Das Gleiche gilt, wenn Sie einen plötzlichen Hörverlust oder gar komplette Taubheit auf einem Ohr oder beiden Ohren bemerken. Mit einem solchen Hörsturz werden in Deutschland pro Jahr etwa 20 von 100000 Bürgern konfrontiert. Sicher ist: Je frischer der Hörsturz/Tinnitus, desto besser die Erfolgsaussichten der Behandlung.

Lassen Sie das Geräusch »links liegen«!

Natürlich müssen Sie den Tinnitus ernst nehmen und einen Arzt aufsuchen. Dennoch ist es ganz entscheidend, dass Sie dem Geräusch möglichst wenig Aufmerksamkeit widmen. Je mehr Sie es beachten, desto mehr rückt es in den Vordergrund, desto schlimmer wird es. Lassen Sie es hingegen »links liegen«, so stehen die Chancen gut, dass es bald ganz verschwunden ist – oft sogar ohne Behandlung.

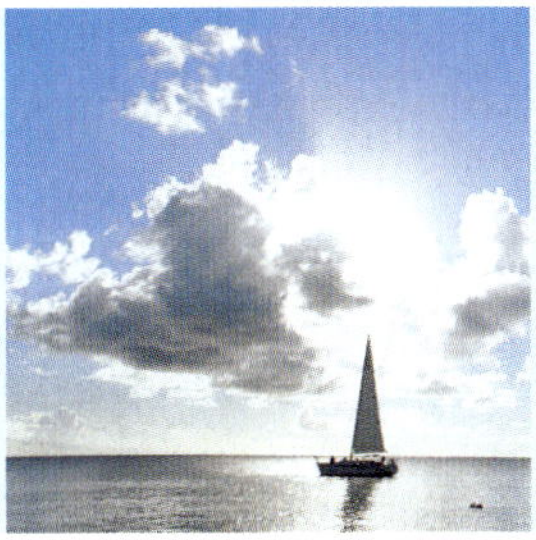

Der richtige Arzt

Auch wenn es kaum zu glauben ist: Der erste Kontakt mit dem Arzt entscheidet oft mit darüber, ob das Ohrgeräusch wieder verschwindet oder anhält. Der Grund liegt zum einen natürlich in der Gründlichkeit der Diagnose: Werden alle nötigen Untersuchungen durchgeführt und die richtigen Konsequenzen für die anschließende Behandlung gezogen? Zum anderen aber ist es ganz entscheidend, dass der Arzt Ihnen hilft, das Ohrgeräusch möglichst wenig zu beachten. Er muss deutlich machen, dass Ohrgeräusche keine Krankheit und nicht lebensbedrohend sind, ja oft von selbst wieder verschwinden.

INFO

Auch Ärzte haben immer weniger Zeit. Achten Sie darauf, trotzdem die Punkte anzusprechen, die Ihnen wichtig sind. Machen Sie sich eventuell vorher Notizen.

Worauf Sie achten sollten

Wir kennen das wohl alle aus Arztpraxen: Wenn wir nicht fragen, bekommen wir oft auch nicht die Antworten, die wir gerne hätten. Vergessen Sie nicht: Es geht um Sie. Ergreifen Sie die Initiative, falls Ihr Arzt es nicht tut.

- Erklären Sie Ihrem Arzt, wie das Ohrgeräusch Ihrer Meinung nach entstanden ist.
- Machen Sie ihm klar, wie Sie das Ohrgeräusch bewerten, ob es Sie wirklich sehr stört oder ob es eher nebensächlich für Sie ist. Wenn Sie ernsthafte Befürchtungen haben, sollten Sie diese Ihrem Arzt mitteilen, damit er darauf eingehen kann.
- Lassen Sie sich von Ihrem Arzt erklären, zu welcher Diagnose er gelangt ist und welche Behandlung er vorschlägt, um die Ursache zu beseitigen.
- Wenn Sie viel privaten und/oder beruflichen Stress haben, sollten Sie mit Ihrem Arzt auch diesen Aspekt besprechen. Stress kann einen wesentlichen Anteil an der Entstehung der Ohrgeräusche haben und muss entsprechend mit behandelt werden. Manchmal reicht es, wenn der Arzt Sie eine Weile krankschreibt, damit Sie etwas zur Ruhe kommen. Manchmal ist auch ein Schlafmittel nötig oder ein Medikament gegen Ängste oder Depressionen. Dies sollte aber nicht der HNO-Arzt allein

entscheiden, sondern mit einem Neurologen oder Psychiater abgesprochen werden.

- Ihr Arzt sollte auch Möglichkeiten der Tinnitus-Entstehung in Betracht ziehen, die nicht seinem Fachgebiet entstammen: Probleme der Halswirbelsäule oder der Zähne zum Beispiel.

Wenn die Durchblutung schuld ist

Die Ersttherapie des akuten Tinnitus basiert wie auch die Behandlung des Hörsturzes auf der Annahme, dass die Symptome »Ohrgeräusche« bzw. »Hörverlust« auf Durchblutungsstörungen bzw. eine daraus resultierende Mangelversorgung des Innenohrs mit Sauerstoff zurückzuführen sind. Die Ursachen dieser Durchblutungsstörung können bekanntlich sehr vielfältig sein: Virusinfekte, Autoimmunprozesse, bei denen das Abwehrsystem körpereigene Zellen angreift, also eine Entzündungsreaktion, aber auch Stress, Lärm, Änderungen der Blutzusammensetzung (etwa ein erhöhter Anteil an Fettstoffen) und anderes mehr.

Die Akutbehandlung hat deshalb vier Grundprinzipien, die alle letztlich darauf abzielen, das Innenohr vermehrt mit Blut und Sauerstoff zu versorgen:

1. Verbesserung der Fließeigenschaften des Blutes
2. Erweiterung der Blutgefäße
3. Beseitigung von entzündlichen Vorgängen und Reduktion dadurch ausgelöster Schwellungen
4. Erhöhung der Sauerstoffkonzentration im Blut auf physikalischem Weg

Blut fließen lassen

Die beiden Mittel, die in Deutschland zur Verfügung stehen, um das Blut besser fließen zu lassen, sind Hydroxyethylstärke (HES) und so genannte Dextrane. Beide sind unter Experten höchst umstritten. Sowohl HES als auch Dextrane werden intravenös als

INFO

Die üblichen Medikamente bei akutem Tinnitus – ob und wie sie wirklich wirken, bleibt auch in Fachkreisen umstritten.

Infusionen verabreicht mit dem Ziel, das Blut zu verdünnen bzw. flüssiger zu machen. Aufgrund der möglichen Nebenwirkungen ist die Skepsis diesen Mitteln gegenüber durchaus gerechtfertigt. Denn bei der Behandlung mit HES können sich Stärkekristalle in verschiedenen Zellen der Haut (z. B. Keratinozyten, epidermale dendritische Zellen, Nervenzellen) ablagern und noch lange nach der Infusionsbehandlung zu starkem und unbehandelbarem Juckreiz führen.

Dextrane weisen bei gleicher Wirksamkeit eine sogar noch unangenehmere Nebenwirkungsbilanz auf: vorübergehender Bluthochdruck, erhöhte Kreislaufbelastung und – besonders gefährlich – anaphylaktischer Schock (allergisch bedingter Zusammenbruch des Kreislaufs).

Die Adern weit stellen

Eine andere Möglichkeit sind Mittel, die die Arterien erweitern, man nennt sie Vasodilatanzien. Um die Durchblutung der Cochlea im Innenohr zu steigern, wird ein Wirkstoff namens Pentoxifyllin – oft in Kombination mit den erwähnten HES oder Dextranen und eventuell Kortikoiden (siehe nächster Abschnitt) – als Infusion verabreicht.

Auch in Bezug auf Pentoxifyllin sind sich die Mediziner nicht einig, denn das Medikament führt auch an anderen Stellen des Körpers zu einer Weitstellung der Blutgefäße. Ist aber insgesamt zu wenig Blutvolumen vorhanden, so kann dies die Durchblutung des Innenohrs vermindern, also genau den gegenteiligen Effekt haben.

Hinzu kommt ferner, dass bei einigen Studien über durchblutungsfördernde Mittel das jeweilige Medikament nicht besser abgeschnitten hat als reine Kochsalzlösung – also ein Plazebo (Scheinmedikament). Doch, wie das in der Medizin manchmal ist, es gibt auch Untersuchungen, nach denen die Mittel recht gute Erfolge zu verbuchen hatten. Deutsche Studien ermittelten zum Beispiel eine Verbesserung des Tinnitus bei einer Kombination

von HES, Pentoxifyllin und Prednisolon (ein Kortikosteroid, siehe nächster Abschnitt) in 75 Prozent der Fälle.
Grundsätzlich lässt sich jedoch nicht wirklich klären, ob das Medikament die Heilung bewirkt oder ob der Tinnitus nicht auch ohne dieses wieder verschwunden wäre. Sicherheitshalber, um alles versucht zu haben, greifen viele Ärzte dann doch zu Pentoxifyllin.

Spontanheilungen

Es leuchtet ein, dass man sich eine möglicherweise nebenwirkungsreiche Behandlung besser sparen sollte, wenn diejenigen, denen die Behandlung vermeintlich geholfen hat, auch ohne das Mittel gesund geworden wären. Leider werden in der wissenschaftlichen Literatur sehr unterschiedliche Zahlen über Spontanremissionen, also Heilungen auch ohne Therapie, genannt. Für ein vollständiges Verschwinden des Tinnitus reichen die Zahlen von 25 bis 68 Prozent, für eine Reduktion von 47 bis 89 Prozent.

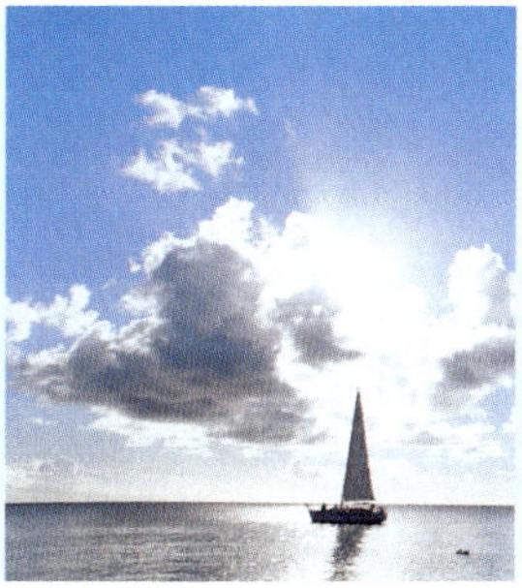

Entzündungen hemmen

Das Problem Tinnitus kann ebenso wie der Hörverlust etwas mit Hörsinneszellen zu tun haben, die ihre Struktur verlieren und absterben. Ein bekannter Mechanismus, durch den Haarzellen absterben können, ist das Ansteigen der Kalziumkonzentration innerhalb der Zellen über einen kritischen Wert hinaus. Um dies zu vermeiden, kann der Arzt einen Behandlungsversuch mit Kalziumantagonisten unternehmen, einer Substanzgruppe, die auch bei Herzkrankheiten und Bluthochdruck eingesetzt wird. Zwei solcher Kalziumantagonisten kommen vor allem bei Schwindel, der seine Ursache im Innenohr hat, zum Tragen, werden aber auch zur Erstversorgung eines akuten Tinnitus verwendet. Es handelt sich dabei um Cinnarizin und Flunarizin.
Um die Schäden an den Haarzellen in Grenzen zu halten, verabreicht man überdies auch ein Glukokortikoid namens Prednisolon. Die synthetisch hergestellte Substanz hemmt ebenso wie das körpereigene Hormon Kortison Entzündungen und drosselt das

Immunsystem. Im allgemeinen Sprachgebrauch ist eine Entzündung die Reaktion des Körpers auf Bakterien oder Viren und zeigt sich an den Symptomen Schwellung, Rötung und Schmerz. Doch entzündliche Veränderungen am Gewebe können ebenso gut durch andere Ursachen entstehen: Allergien, Autoimmunprozesse (das Abwehrsystem wendet sich gegen körpereigene Zellen), physikalische (z.B. UV-Licht) oder chemische (z.B. Gifte) Reize – und auch Mangeldurchblutung sowie eine Unterversorgung mit Sauerstoff.

Tatsächlich haben Tierversuche gezeigt, dass Infusionen mit Prednisolon einen günstigen Einfluss auf das geschädigte Innenohr haben. Dennoch kommen Studien, bei denen Prednisolon direkt in die Paukenhöhle des Mittelohrs injiziert wurde, wiederum zu sehr unterschiedlichen Ergebnissen. Manche Untersuchungen verzeichneten deutliche Besserungen, andere hingegen gar keine. Da Prednisolon wie alle Glukokortikoide bei länger dauernder Anwendung bzw. in höheren Dosierungen eine ganze Reihe unangenehmer Nebenwirkungen haben kann, ist die Anwendung auch dieses Mittels durchaus umstritten. Allerdings scheint ein Versuch dann zu lohnen, wenn der Tinnitus zusammen mit der Menière-Krankheit auftritt und das Hörvermögen gut ist.

Eine weitere – allerdings recht problematische – Möglichkeit sind Mittel zur örtlichen Betäubung (Lokalanästhetika) wie Lidocain oder Procain. Die Substanzen wirken entzündungshemmend und unterbrechen die Nervenleitung, sodass es je nach Substanz und Studie in etwa 37 bis 55 Prozent (Procain) bzw. 50 bis 75 Prozent (Lidocain) der Fälle zu einer deutlichen Verbesserung bzw. zum Verschwinden der Symptome kommt. Nichtsdestotrotz eignen sich diese Mittel nicht für den klinischen Einsatz. Die Mittel müssen intravenös in hohen Dosen verabreicht werden und weisen deshalb hohe Nebenwirkungsraten auf. Außerdem hält die Wirkung nur kurz an. Dies kann – wie Sie noch sehen werden – beim chronischen Tinnitus dennoch zu deutlichen Besserungen führen. Beim akuten Tinnitus aber wird die Behandlung mit Lokalanästhetika kaum angewandt, wenngleich es sich dadurch in manchen Fällen vermeiden ließe, dass er sich zu einem chronischen auswächst.

Mit Vitamin E gegen Radikale

Auch Antibiotika können hörschädigende Wirkung haben und zu einem Tinnitus führen. Diese Schädigung geht vor allem auf das Konto freier Radikale (ROS, »Reactice Oxygen Species«). Solche aggressiven Sauerstoffmoleküle entstehen vermehrt jedoch nicht nur im Zusammenhang mit Antibiotika, sondern auch durch zahlreiche andere chemische und physikalische Reize. Erwiesen ist, dass sie besonders die innere Schicht der Adern schädigen und damit Durchblutungsstörungen verursachen können. Es liegt deshalb nahe, ergänzend zu anderen Therapiemaßnahmen auch einen Versuch mit so genannten Antioxidanzien zu machen, zu denen das Vitamin E gehört. Eine israelische Untersuchung an 66 Hörsturz-Patienten belegt den möglichen Nutzen einer zusätzlichen Behandlung mit Vitamin E. Tatsächlich war die Erholungsrate bei jenen Patienten besser, die neben der Standardbehandlung Vitamin E erhielten.

INFO Vitamin E kann den Kampf gegen Tinnitus wirkungsvoll unterstützen.

Ein wenig Zukunftsmusik

Die Mikrobiologie wird aller Wahrscheinlichkeit nach einen immer größeren Raum sowohl in der Diagnostik als auch in der Therapie einnehmen. Das gilt auch für Tinnitus. Wenn es gelingt, jene Gene zu identifizieren, die bei bestimmten Tinnitus-Formen aktiv bzw. inaktiv sind, ist es im nächsten Schritt vielleicht möglich, die entsprechenden Gene, die beispielsweise die Sauerstoffversorgung oder die Beseitigung freier Radikale regeln, zum richtigen Zeitpunkt an- oder auszuschalten. In Tierversuchen ist es bereits gelungen, mit so genannten Adenoviren als »Gentaxis« in der Cochlea Gene zu aktivieren, welche die Haarzellen vor Schäden durch ein Antibiotikum bewahren konnten.

»Abtauchen«: Die hyperbare Sauerstofftherapie

Wenn man davon ausgeht, dass ein Sauerstoffmangel im Innenohr für Hörschäden und Tinnitus verantwortlich ist, muss das Hauptziel der Tinnitus-Akutbehandlung in der besseren Sauerstoffversorgung liegen. Neben den durchblutungsfördernden Verfahren gibt es eine lange Zeit umstrittene Methode, die ihre Vorteile jetzt aber klar unter Beweis stellen konnte: die hyperbare Sauerstofftherapie (HBO).

Sie wissen vielleicht, dass Sauerstoffmoleküle von der Lunge zu den Zellen huckepack auf roten Blutkörperchen (Erythrozyten) transportiert werden. Die Menge der roten Blutkörperchen ist somit der begrenzende Faktor. Selbst wenn Sie reinen Sauerstoff einatmen, können Sie nicht mehr davon an die Haarzellen im Innenohr pumpen, als die Anzahl Ihrer roten Blutkörperchen befördern kann. Wenn Sie die Anzahl der »Sauerstoff-Taxis« erhöhen wollen, haben Sie zunächst einmal zwei Möglichkeiten: Entweder Sie fahren für ein paar Wochen ins Gebirge, wo die Luft

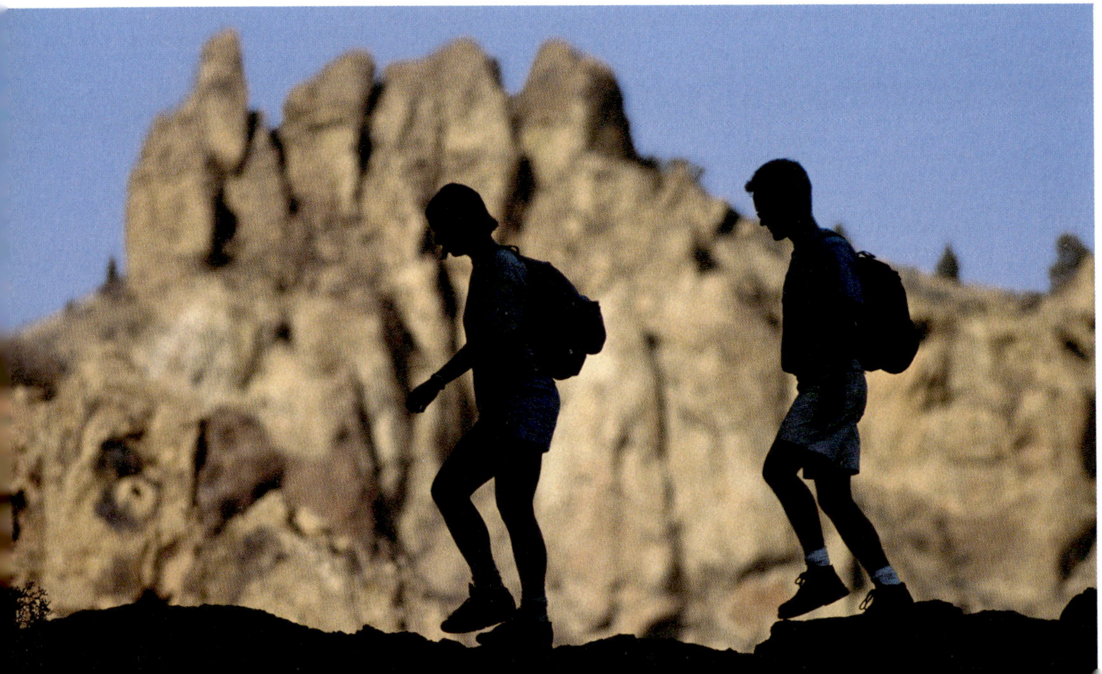

20-mal mehr Sauerstoff

Im Normalfall können die roten Blutkörperchen pro Liter Blut maximal etwa 200 Milliliter (ml/l) Sauerstoff befördern. Hinzu kommen unter normalen Druckverhältnissen noch etwa 30 ml/l gelöster Sauerstoff. In der Druckkammer aber, bei einem Druck von etwa 2,5 bar (1 bar = Höhe Meeresspiegel), steigt die Menge des physikalisch gelösten Sauerstoffs bis auf das 20fache, bis auf 600 ml/l also, an. Das ist das Dreifache der Menge, die die roten Blutkörperchen maximal befördern! Sogar dort, wo Sauerstoff schwer hingelangt, jetzt aber besonders gebraucht wird – in der Nährflüssigkeit (Perilymphe)der Haarzellen im Innenohr –, steigt sein Gehalt auf das Vier- bis Sechsfache.

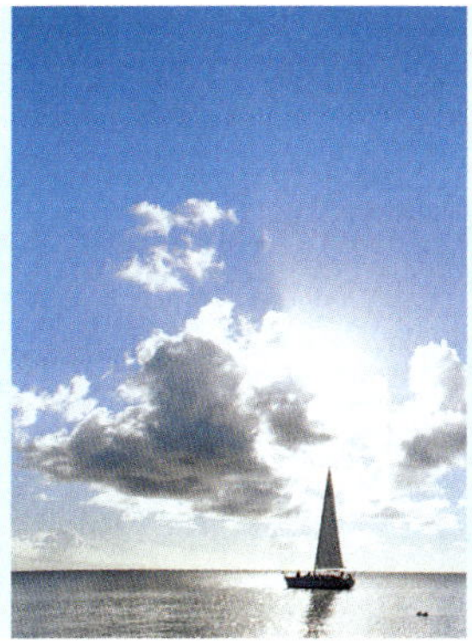

sauerstoffärmer ist, sodass der Körper mehr rote Blutkörperchen bildet. Mehr O_2 ins Innenohr bekommen Sie allerdings trotzdem erst, wenn Sie wieder auf einer Meeresspiegelhöhe mit »normalem« Sauerstoffgehalt sind. Oder Sie machen es dem einen oder anderen Radprofi nach und lassen sich das Blut bildende Hormon Erythropoietin spritzen.

Da beides wohl nicht infrage kommt, sollten Sie lieber einen dritten Weg gehen. Sauerstoff kann nämlich auch im Blut gelöst werden, ebenso wie in Wasser – sonst könnten Fische nicht atmen. Und die Menge des im Wasser bzw. Blut gelösten Sauerstoffs hängt vom Außendruck ab. Je höher der Druck, desto höher der Sauerstoffanteil. Das genau macht sich die HBO zunutze.

Wie effektiv ist die HBO?

Eine so genannte Metastudie, die 50 Einzelstudien mit 4109 Patienten unter die Lupe nahm, kam in Bezug auf die HBO zu erfreulich positiven Resultaten. In allen Studien wurde die HBO als zweite Behandlung nach einer Standardtherapie (Infusionen etc.) durchgeführt, wobei seit dem Auftreten des Problems (Hörsturz, plötzlicher Hörverlust durch Lärm und/oder Tinnitus) mehr als zwei, aber weniger als sechs Wochen vergangen waren. Ergebnis: 50 Prozent der Patienten hatten in mindestens drei Fre-

INFO

Die neue Hoffnung bei akutem Tinnitus: die hyperbare Sauerstofftherapie (HBO).

quenzen einen deutlichen Hörgewinn von mehr als 20 dB zu verzeichnen. Ein Drittel der Patienten kam auf eine mäßige Hörverbesserung um 10 bis 20 dB und bei 13 Prozent zeigte sich keine Verbesserung.

Von den Tinnitus-Patienten verloren vier Prozent ihre Ohrgeräusche vollständig, bei 81,3 Prozent zeigte sich eine Verringerung der Intensität, 1,2 Prozent klagten über eine Intensivierung und bei 13,5 Prozent blieb der Tinnitus unverändert.

Sogar wenn die HBO erst nach sechs Wochen, aber noch innerhalb von drei Monaten nach dem Auftreten des Problems durchgeführt wurde, verschwand der Tinnitus bei sieben Prozent der Patienten völlig und ließ bei 44 Prozent immerhin nach.

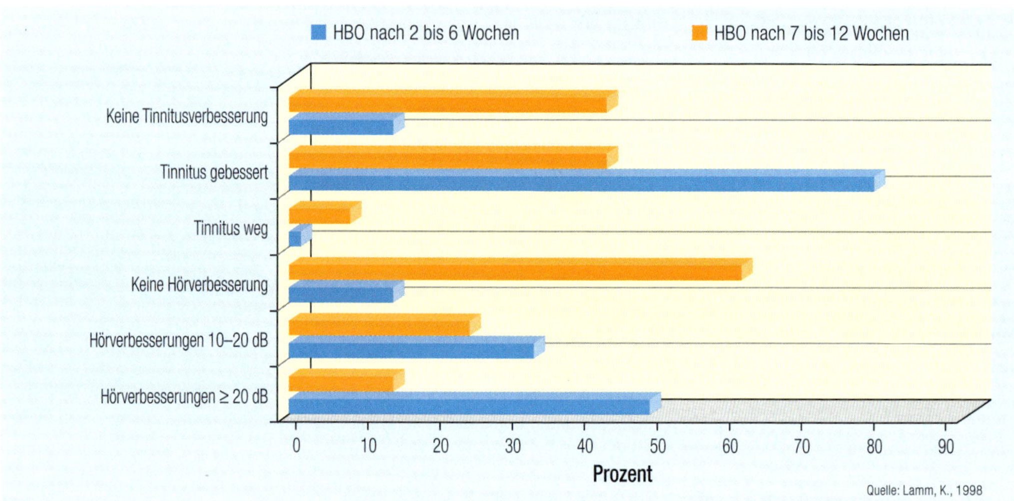

Effekte der HBO an 4109 Patienten mit Hörsturz, Lärmtrauma und/oder Tinnitus

Die Ergebnisse dieser Metastudie aus dem Jahre 1998 beziehen sich alle auf einen Einsatz von HBO nach einer circa zweiwöchigen vergeblichen Behandlung mit durchblutungsfördernden Mitteln oder Ähnlichem. Man kann also vermuten, dass bei früherer und gleichzeitiger Anwendung mit den Standardmethoden noch deutlich bessere Ergebnisse zu erzielen sind. Die Erfolgsquote einer Kombinationstherapie mit Infusionen und HBO während der ersten acht Tage nach Auftreten des Problems wird in einer Patientenbroschüre des Druckkammerzentrums Freiburg auch mit 85 Prozent und mehr angesetzt. Die vorliegende Übersicht zeigt immerhin, dass die Verbesserungen nach zwei bis sechs Wochen deutlich besser sind als nach sieben bis zwölf Wochen.

Wie funktioniert die HBO?

Sie kennen Druckkammern sicher aus diversen Hollywoodfilmen. Üblicherweise werden darin Taucher versorgt, die zu lange zu tief unten waren und nur durch ein langsames Angleichen des in der Tiefe herrschenden Drucks an den Luftdruck auf Meeresniveau in der Druckkammer dem sicheren Tod entgehen können. Der Grund: Unter hohem Druck wird ein großer Anteil des Stickstoffs, den der Taucher aus den Pressluftflaschen einatmet, im Blut gelöst. Taucht er nun zu schnell auf und verringert sich somit der Druck zu rasch, kann das Gas nicht abgeatmet werden, sondern bildet im Blut kleine Gasbläschen, ähnlich wie bei einer zu schnell geöffneten Champagnerflasche. Doch während das Prickeln im Champagner durchaus angenehm und der im Blut bei Überdruck zusätzlich gelöste Sauerstoff sogar heilsam ist, führen die Stickstoffbläschen unter Umständen zu schwersten Schäden oder sogar zum Tod (Caisson- oder Dekompressionskrankheit).

Die Anfänge

Für Berufs- und Marinetaucher war die Dekompressionskrankheit stets ein großes Problem. Für diese Berufsgruppe waren deshalb die Druckkammern, in denen eine langsame Druckanpassung erfolgte, ein Segen. Die erste Behandlung fand 1834 mit einem Druck von 3 bar statt. Im Laufe der Zeit wurde die Technik der Druckkammerbehandlung ständig verbessert, sodass bereits 1907 Druckbehandlungen mit reinem Sauerstoff durchgeführt wurden.

Die heutigen Druckkammern sind meist deutlich komfortabler als die »Hollywood-Navy-Varianten«: Sie sitzen in einem bequemen Einzelsitz, neben etwa fünf bis zwölf weiteren Patienten, können sich entspannen, Musik hören oder ein gutes Buch lesen. Das Prinzip ist natürlich das gleiche: Der Druck im Innenraum kann beliebig lange erhöht werden, in unserem Fall auf ca. 2,5 bar. Währenddessen atmet man über eine Maske reinen Sauerstoff ein. Eine Anwendung bei Hörsturz bzw. Tinnitus dauert etwa 95 Minuten, im Allgemeinen sind zehn bis 15 »Tauchgänge« nötig.

Nebenwirkungen?

Keine Behandlung, die wirkt, ist ohne mögliche Nebenwirkungen. Dennoch: Die HBO ist äußerst nebenwirkungsarm. Durch den Druckanstieg kommt es zu einem Druckgefühl auf den Ohren (wie in einer Flugzeugkabine), das sich aber leicht durch Schlucken, Schnäuzen oder Kaugummikauen beseitigen lässt.
Durch das (ungewohnte) Einatmen reinen Sauerstoffs kann es zu Unverträglichkeitsreaktionen kommen, wie Unruhe, Unwohlsein, Kribbeln in Fingern, Nasenspitze oder Lippen, Zittern der Finger oder Lippen, Seh- oder Hörstörungen und Muskelkrämpfen. In einem solchen - jedoch seltenen - Fall nimmt der Betroffene die Sauerstoffmaske ab und meldet sich beim Kammerpersonal. Die Beschwerden verschwinden rasch ganz von allein.

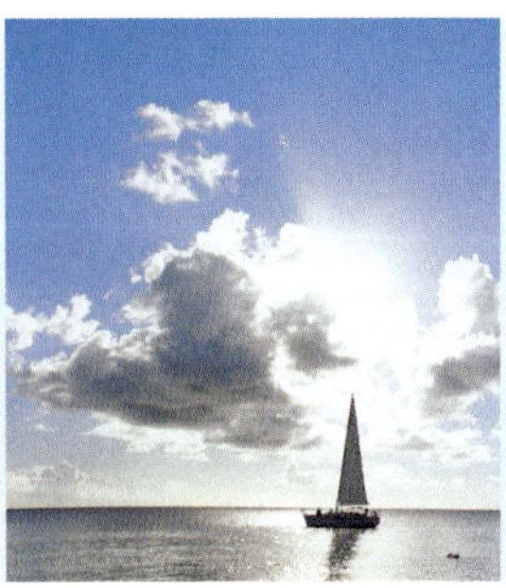

Keine Angst!

Wenn Sie an einer HBO teilnehmen, ist bei Ihrer ersten Druckbehandlung – und falls Sie sich nicht wirklich sicher fühlen natürlich auch länger – ein erfahrener Mitarbeiter dabei. Und auch dann, wenn Sie allein in der Druckkammer sind, müssen Sie sich keine Sorgen machen. Sie werden ständig mit einer Überwachungskamera beobachtet. Falls Sie irgendwelche Probleme haben, dauert es nur 70 Sekunden, bis Sie ein Mitarbeiter aus der Kammer herausgeholt hat – zu Hause dauert es länger, bis Hilfe kommt.

Wann müssen Sie darauf verzichten?

Allerdings, wie nicht jeder tauchen oder als Astronaut auf dem Mond spazieren gehen kann, kann auch nicht jeder an der HBO teilnehmen. Es liegt auf der Hand, dass Lungenprobleme die Anwendung möglicherweise einschränken oder sogar verhindern. Ob eine HBO das Richtige für Sie ist, kann nur der Arzt nach einer gründlichen Untersuchung entscheiden, die immer vor Beginn der Therapie vorgenommen wird.

Folgende Umstände machen eine HBO unmöglich bzw. schwierig:

- Anfallsleiden wie Epilepsie
- Klaustrophobie (Angst vor engen Räumen)
- schwere Lungenerkrankungen (z. B. starkes Asthma, Lungenverletzungen)
- Schwangerschaft
- schwere Herzprobleme (z. B. starke Herzrhythmusstörungen)
- Entzündung des Sehnervs

Wer trägt die Kosten?

Die Kosten einer HBO mit 15 »Tauchfahrten« betragen etwa 2500 Euro. Das ist natürlich kein Pappenstiel. Rechnet man allerdings die übliche Standardinfusionsbehandlung in der stationären Variante dagegen, so kommt man für die üblichen zehn Tage auf Kosten in Höhe von 1000 bis 3500 Euro.
Private Krankenkassen übernehmen die Kosten der HBO in den meisten Fällen, wenn ein Hals-Nasen-Ohren-Arzt einen entsprechenden Antrag stellt. Die gesetzlichen Kassen sind zum jetzigen Zeitpunkt (noch) nicht dazu verpflichtet. Dennoch lohnt es sich nachzufragen, da manche Kassen nach einer Einzelfallprüfung für die Kosten aufkommen. Vermutlich wird dies in Zukunft noch weit häufiger der Fall sein, da die Standardinfusionsbehandlungen immer kritischer gesehen werden. Hingegen überzeugen die Vorteile der HBO – auch als Erstbehandlung bzw. Zusatzbehandlung – zunehmend mehr.

HBO – fast eine Allzweckwaffe

Die Sauerstoff-Überdruckbehandlung ist vielseitig einsetzbar. Erfolge zeigt die HBO nicht nur bei Erkrankungen des Innenohrs (z. B. Hörsturz, Lärmtrauma, Tinnitus), sondern hilft auch bei:

- schlecht heilenden Wunden (z. B. bei Diabetes und arteriellen Durchblutungsstörungen),
- Nebenwirkungen durch radioaktive Bestrahlung, bei der Haut, Weichteilgewebe oder Knochen geschädigt wurden,
- Haut- und Muskelverpflanzungen, wenn die Gefahr besteht, dass das Gewebe abstirbt,
- schweren Knochenbrüchen, falls Gewebe und Blutgefäße stark in Mitleidenschaft gezogen wurden,
- schweren Verbrennungen.

Darüber hinaus findet sie Verwendung in der Notfallmedizin bei:

- Tauchunfällen,
- Rauchgas- und Kohlenmonoxidvergiftung,
- bestimmten Weichteilgewebe-Infektionen mit Gewebsuntergang (z. B. Gasbrand-Infektion),
- lebensbedrohlichem Blutverlust,
- tiefen und/oder großflächigen Verletzungen, wenn die Gefahr besteht, dass Gewebe abstirbt,
- bestimmten eitrigen Gehirnentzündungen (Hirnabszess).

Zudem wird ein möglicher Nutzen der HBO derzeit bei folgenden Erkrankungen erforscht:

- bestimmte Krebserkrankungen
- Schlaganfall (Apoplex; Hirninfarkt)
- Schwellungen und arterielle Verschlüsse der Netzhaut
- Migräne und Cluster-Kopfschmerz
- Multiple Sklerose

Lieber in die Klinik

Viele Krankenkassen würden es aus Kostengründen gerne sehen, dass die erste Infusionsbehandlung stets ambulant erfolgt. Aus medizinischer Sicht ist dies aber oft alles andere als wünschenswert. Zum einen muss der meist ohnehin schon stressgeplagte Patient nun auch noch die zehn Infusionstermine (nebst Wartezeit) in seinen Terminkalender stopfen – was für eine schnelle Heilung eher kontraproduktiv ist. Zum anderen werden aus organisatorischen Gründen die 500 Milliliter Infusionslösung oftmals in nur etwa 20 Minuten verabreicht. Studien haben aber gezeigt, dass der durchblutungsfördernde Effekt nach Abschluss der Infusion sehr rasch versiegt. Mit anderen Worten: Je länger die Infusion dauert, desto besser. Aus den genannten Gründen ist der Misserfolg einer ambulanten Infusionstherapie oft vorprogrammiert und eine stationäre Behandlung in der Regel vorzuziehen.

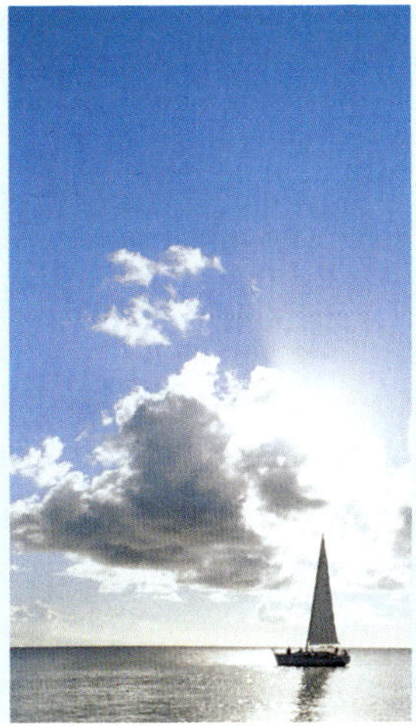

Wenn die Gelenke schuld sind

Es gibt allerdings einen subjektiven Tinnitus, der sich mit durchblutungsfördernden Maßnahmen ebenso wenig beeinflussen lässt wie der objektive Tinnitus. Die Ursache dafür kann in der Halswirbelsäule liegen oder ebenso im Kiefer bzw. in den Zähnen. Die komplette Diagnostik, die diesen Ursachen auf die Spur kommt, braucht aber ihre Zeit. Es ist deshalb eine pragmatisch korrekte Entscheidung, zunächst die derzeit übliche Standardtherapie durchzuführen und gleichzeitig oder – bei Misserfolg – auch erst anschließend Halswirbelsäule und Kiefer unter die Lupe zu nehmen.

Halswirbel aus dem Lot

Die Halswirbelsäule (HWS) besteht aus den oberen sieben Wirbeln und ist ein Paradebeispiel für Strukturen, die ein Höchstmaß an Beweglichkeit mit größtmöglicher Stabilität verbinden. So ermöglichen Aufbau und Form der HWS – besonders der beiden obersten Wirbel namens Atlas und Axis –, dass wir den Kopf zu

INFO

Unfälle, falsche Bewegungen oder jahrelange Fehlhaltungen können die Halswirbelsäule beeinträchtigen und einen Tinnitus auslösen.

jeder Seite um etwa 90 Grad drehen und um etwa 130 Grad nach hinten bzw. vorne neigen können. Dass sie dennoch höchste Stabilität besitzt, ist von enormer Wichtigkeit, weil die Wirbel zum einen vom Rückenmarkskanal durchzogen sind, in dem sich sämtliche Nerven aus dem Gehirn in den Körper und umgekehrt befinden. Ein schwerwiegender Schaden an der Halswirbelsäule führt zur kompletten Körperlähmung. Zum anderen tragen sie an beiden Seiten einen Fortsatz, durch den die großen Blutgefäße zur Versorgung des Kopfes verlaufen. Um für diese lebenswichtigen Strukturen optimalen Schutz zu gewährleisten, ist der Hals mit starken Bändern und Muskeln ausgestattet.

Dennoch ist die Halswirbelsäule natürlich nicht unverwundbar, wie jeder bestätigen kann, der bei einem Autounfall oder beim Sport ein Schleudertrauma erlitten hat. Doch nicht nur eine solche Gewalteinwirkung kann einen von der HWS ausgehenden Tinnitus bewirken. Häufig entsteht er auch durch eine ungeschickte Bewegung oder aufgrund einer – meist jahrelangen – Fehlhaltung.

Das HWS-Syndrom

Das so genannte Halswirbelsäulensyndrom (HWS-Syndrom) ist ein Sammelsurium verschiedenster Beschwerden: Nacken- und Hinterkopfschmerzen, Schwindel, Übelkeit, Kribbeln der Kopfhaut, Schluckstörungen, Lähmungserscheinungen – und eben auch Tinnitus. Laut dem bekannten Roche Lexikon Medizin (5. Aufl., 2003) entsteht das HWS-Syndrom »... aufgrund degenerativer Wirbelsäulenveränderungen oder statisch-muskulär bedingter Störungen«. Das ist so nicht ganz richtig. Die »degenerativen Wirbelsäulenveränderungen«, zu Deutsch: »Verschleißerscheinungen«, wie knöcherne Auswüchse an den Wirbeln, abgenutzte Bandscheiben oder auch zerfaserte und abgeriebene Wirbelgelenke, sind in der Regel nicht die Ursache der Beschwerden. Sie sind vielmehr Folge einer jahre- und jahrzehntelangen Fehlhaltung, also »statisch-muskulär bedingt«.

Die Ursachen dafür sind vielfältig: Vielleicht ist es eine Angewohnheit, die sich bereits in der Kindheit eingeschlichen hat, etwa der aus Unsicherheit »eingezogene Kopf«. Oder man übt eine Tätigkeit aus, die dazu zwingt, eine Körperhälfte stärker zu belasten als die andere, z.B. einseitige Fließbandarbeit. Häufig liegt auch ein Schiefstand des Beckens vor, hervorgerufen durch ungleich lange Beine oder dadurch, dass eine Beckenschaufel höher steht als die andere.

Der schiefe Turm

Wenn Sie einen Turm aus Bausteinen auf einer schiefen Ebene bauen wollen, müssen Sie den Schiefstand ausgleichen, sodass die Bauklötze nicht exakt, sondern ein wenig versetzt aufeinander stehen. Ihre Wirbelsäule ruht auf dem Becken genauso wie die Bauklötze auf dem Boden. Ist das Becken links tiefer als rechts (oder umgekehrt), wäre die Wirbelsäule natürlich schief. Das aber – so sagt unser Gehirn – darf nicht sein. Der Kopf muss möglichst genau über der Beckenmitte ruhen. Also gibt das Gehirn an die Muskeln den Befehl, die Wirbelsäule so auszurichten, dass dies der Fall ist. Folglich wird die Wirbelsäule, die von vorne oder hinten betrachtet eigentlich exakt aufrecht stehen sollte, von den Muskeln in eine Schlangenlinie gezogen – bis in die Halswirbelsäule hinein. Damit stehen die Wirbel nicht mehr direkt übereinander wie die Bauklötze. Doch die Wirbel bewegen sich und die Wirbelgelenke nutzen sich ebenso wie die Bandscheiben auf diese Weise ungleichmäßig ab. Dagegen wiederum setzt der Körper alle ihm zur Verfügung stehenden Kräfte ein und baut hier Gewebe ab (Knochen, Knorpel), um an anderer Stelle etwas anzubauen.

Röntgen reicht nicht

Im ersten Moment werden Sie vermutlich denken, dass sich Veränderungen an der Halswirbelsäule und mithin der mögliche Verursacher des Tinnitus auch im Röntgenbild zeigen müssten. Leider falsch. Das Röntgenbild kann zwar wertvolle Hinweise liefern, da sich eine Fehlhaltung der HWS sowie Knochen- oder Knorpel-

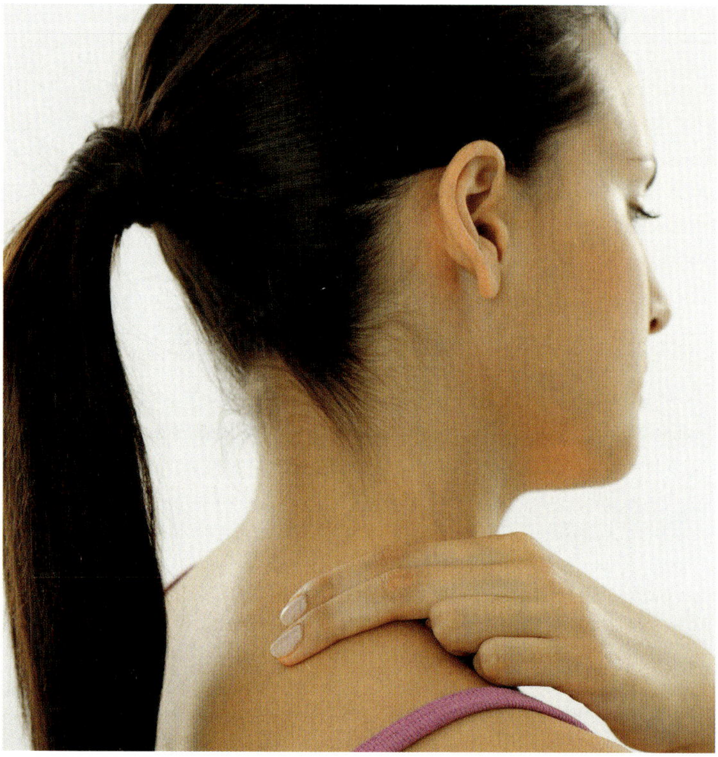

veränderungen ablesen lassen. Überführt ist der »Täter« damit aber noch lange nicht, denn wesentlich ist die Funktion, nicht das Aussehen. Auffällig sind im Röntgenbild ja gerade jene Strukturen, die der Körper gebildet hat, um die Probleme in den Griff zu bekommen (siehe Kasten auf S. 57).

Es gibt nun Spezialisten, die Veränderungen an der Halswirbelsäule – sowohl an den Gelenken wie an den Muskeln – ertasten können. Sie nennen sich Chirotherapeuten bzw. Therapeuten für manuelle Medizin. Ärzte können sich durch eine Zusatzausbildung dazu qualifizieren, ebenso Physiotherapeuten bzw. Krankengymnasten.

Der kleine »Knacks«: Chirotherapie

Ob Blockaden oder sonstige Funktionsstörungen der Halswirbelsäule für den Tinnitus verantwortlich sind, können Chirotherapeuten oft daran erkennen, dass sich das Ohrgeräusch bei bestimmten Bewegungen oder beim Tasten verändert. Durch spezielle Manipulationen, etwa das mit einem »Knacks« verbundene kurzzeitige Auseinanderziehen von Wirbelgelenken, kann der Therapeut das seiner Ansicht nach verantwortliche Gelenk dann gleich behandeln. Dadurch werden einerseits die Muskeln entspannt und andererseits die von dem behandelten Gelenk ausgehenden Nervenimpulse gedämpft.

Das sollte während der ersten beiden Sitzungen zu einer sofortigen Besserung führen, die mindestens ein paar Stunden anhält. Manchmal führt der chirotherapeutische »Knacks« sogar zum vollständigen Verschwinden des Tinnitus. Zeigt sich beim zweiten Versuch jedoch noch keine Veränderung, so sind weitere Manipulationen an diesem Gelenk nicht nur nicht sinnvoll, sondern eventuell sogar schädlich. Der Chirotherapeut wird dieses Gelenk dann in Ruhe lassen, kann es aber noch an anderen verdächtigen Gelenken versuchen. Die chiropraktischen Verfahren sind – anders als das früher verbreitete »Einrenken« – schmerzlos und ungefährlich.

Wann ist Chirotherapie sinnvoll?

Unter bestimmten Umständen liegt der Verdacht nahe, dass der Tinnitus seine Ursache in der Halswirbelsäule hat. In diesen Fällen ist eine Chirotherapie – manchmal auch eine Physiotherapie (siehe nächster Abschnitt) – zwingend angeraten.

Sie sollten diese Möglichkeit in Betracht ziehen, wenn

- das Ohrgeräusch bei einem Kind oder Jugendlichen ohne Lärmbelastung aufgetreten ist und im tiefen Frequenzbereich liegt,
- das Ohrgeräusch nicht immer vorhanden ist, abhängig von Kopfbewegungen oder Lagewechseln,
- der Betroffene bis auf den Tinnitus keine Hörprobleme hat.

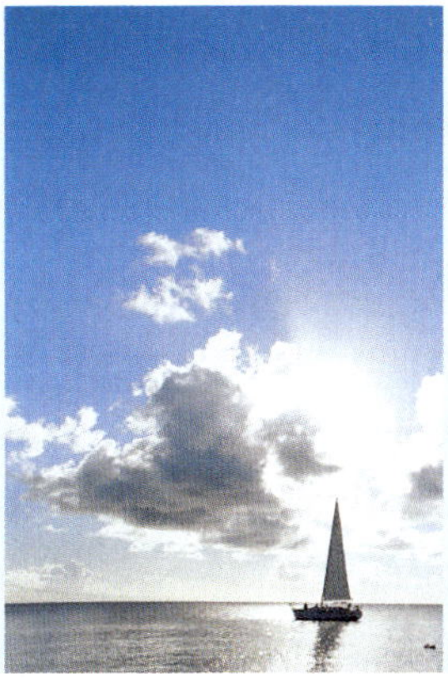

INFO

Bei orthopädisch bedingtem Tinnitus kann Chiro- oder Physiotherapie Abhilfe schaffen.

Das ganze Paket: Physiotherapie

Mit der Ausbildung zum Chirotherapeuten steht dem Krankengymnasten eine zusätzliche Technik zur Verfügung, die er in ein Gesamtkonzept der Behandlung einbauen kann. Grundsätzlich ruht die physiotherapeutische Behandlung auf folgenden Säulen:

- Befunderhebung, das heißt Prüfen der Statik, der muskulären Verhältnisse (z. B. Asymmetrien) sowie der Funktion (z. B. Freiheitsgrade der Gelenke)
- Therapie von Funktionsstörungen z. B. durch Chirotherapie, Massagen, Wasseranwendungen, (Eis-)Packungen und Bewegungsübungen
- Korrekturen an der Körperstatik durch zielgerichtete Übungen für zu Hause und am Arbeitsplatz
- Beratung und gegebenenfalls Überwachung bezüglich eines gezielten Gerätetrainings (z. B. zur Stärkung von Bauch- und Rückenmuskulatur oder zum Ausgleich muskulärer Asymmetrien).

Zähne zusammenbeißen – lieber nicht

Das Kiefergelenk steht auf recht komplizierte Weise – über Bänder, Muskeln und Nerven – mit der Halswirbelsäule in Verbindung. Daher ist es auch kein Wunder, dass sie in ihren Funktionen aufs Engste gekoppelt sind.

Bereits im Jahre 1934 beschrieb der amerikanische Arzt James Bray Costen (1895–1962) das nach ihm benannte Costen-Syndrom, einen Symptomenkomplex aus Gesichtsschmerzen, Zungenbrennen, Einschränkung der Hörfähigkeit, Schwindel und Ohrgeräuschen. Costen erkannte, dass die Zusammenhänge zwischen Kiefergelenk und Halswirbelsäule dafür verantwortlich sind.

Geheime Verbindungen

Eine ganze Reihe von Tinnitus-Patienten kann das Ohrgeräusch durch Zusammenbeißen oder Verschieben des Kiefers lauter oder

leiser »stellen« bzw. die Tonhöhe beeinflussen. Das heißt aber noch lange nicht, dass der Tinnitus durch Kiefer und/oder Halswirbelsäule verursacht würde. Es beweist nur die enge Verbindung zwischen den beiden. Am Kiefergelenk oder Kaumuskel befindet sich ein Band, das zum Hammerknöchelchen des Mittelohrs reicht. Strafft oder entspannt sich das Band durch Bewegungen des Kiefers, so ändert sich die Spannung in der Kette der Gehörknöchelchen und damit auch die Tonwahrnehmung.
Die engen Beziehungen zwischen Kiefer und HWS müssen zwar nicht, können aber für den Tinnitus verantwortlich sein. Eine Fehlstellung des Kiefers kann zu Verspannungen der Halsmuskulatur führen – und so indirekt einen Tinnitus auslösen. Oder umgekehrt: Eine Fehlhaltung der HWS bewirkt eine Asymmetrie der Kaumuskulatur und in der Folge Tinnitus.

Wann der Kiefer verdächtig wird

Sie sollten insbesondere dann darauf drängen, dass ein möglicher Zusammenhang zwischen Ohrgeräuschen und Kiefer näher untersucht wird, wenn:

- Sie sich kurz vor dem ersten Auftreten des Tinnitus einer Zahnbehandlung unterzogen haben,
- Sie bereits mehrfach unter Gesichts- und/oder Ohrenschmerzen zu leiden hatten, deren Ursache das Kiefergelenk war bzw. wo der Arzt es nie vermutete,
- Ihr Partner (oder wer auch immer) Ihnen mitgeteilt hat, dass Sie nachts oft mit den Zähnen knirschen, Ihr Zahnarzt dies feststellt oder Sie selbst auf die Idee kommen, weil Sie oft einen Muskelkater in der Kaumuskulatur haben,
- Sie auch tagsüber, in stressigen Situationen zum Anspannen der Kaumuskulatur neigen,
- Ober- und Unterkiefer bei Ihnen nicht exakt aufeinander passen (so genannter »Fehlbiss«),
- aus anderen Gründen bereits eine Fehlfunktion der Kiefergelenke nachgewiesen wurde.

Auf zum Zahnarzt!

Angenommen, Sie haben den begründeten Verdacht, dass Ihr Ohrgeräusch vom Kiefer herrühren könnte. Was können Sie bzw. Ihr Arzt tun? Zunächst einmal müssen Sie einen speziell ausgebildeten Kieferorthopäden oder -chirurgen finden, der eine genaue Funktionsdiagnostik des Kiefergelenks durchführen kann. Dieser kann dann anhand von Kiefermodellen, speziellen Apparaten zur Funktionsanalyse, Röntgenaufnahmen und manchmal auch kernspintomografischen Aufnahmen genau abklären, ob der Kiefer bzw. die Zähne als Verursacher infrage kommen.

Wenn tatsächlich Ihr Kiefer als möglicher Schuldiger ermittelt wurde, was kann der Zahnarzt dann für Sie tun?

- Häufig handelt es sich einfach um einen Fehlbiss. Der Zahnarzt wird in diesem Fall die Oberfläche der Zähne so verändern, dass ein exakter Aufbiss möglich ist. Damit Gehirn und Muskeln, die sich seit langem an den Fehlbiss als »normal« gewöhnt haben, lernen, wie es richtig funktioniert, erhalten Sie meist noch eine Aufbissschiene angepasst. Dieses Kunststoffteil wird nachts getragen und bringt die Zahnreihen oben und unten passgenau aufeinander.
- In manchen Fällen – allerdings außerordentlich selten – muss das Kiefergelenk operativ behandelt werden, damit die Funktion normalisiert und der Tinnitus ausgeschaltet wird.
- Spezialschienen können das Gelenk entlasten und den Biss führen.
- Wenn die Kieferprobleme ihren Ursprung in der Halswirbelsäule haben, ist die Behandlung der Zähne bzw. des Kiefers zwar richtig und wichtig, aber nicht ausreichend. Es muss parallel konsequenterweise natürlich auch die HWS entsprechend therapiert werden.

INFO

Ganz wichtig: Versuchen Sie, loszulassen und zu entspannen!

In jedem Fall sollten Sie zusätzlich eine Entspannungsmethode erlernen und lernen, sich zu entspannen – was nicht dasselbe ist (siehe ab S. 81). Die bekannten Sprüche: »Zähne zubeißen und durch«, »zähneknirschend nachgeben«, »auf dem Zahnfleisch kriechen« etc. drücken nicht zuletzt aus, dass sich in vielen Fällen die psychische Befindlichkeit auch an den Zähnen zeigt.

Ein kleiner Selbsttest

Versuchen Sie einmal, Ihr Kiefergelenk zu ertasten. Es liegt direkt vor dem Knorpelwulst, der sich vor dem Eingang zum Gehörgang befindet. Legen Sie rechts und links je einen Finger auf das Gelenk und üben Sie ein wenig Druck aus. Wenn es schmerzt, müssen Sie unbedingt eine fachmännische Diagnostik durchführen lassen. Betrachten Sie im Spiegel Ihren Mund von vorne, öffnen Sie ihn und beobachten Sie genau, ob sich beide Kieferhälften symmetrisch bewegen. Ist dies nicht der Fall, sollten Sie ebenfalls eine spezielle Diagnostik durchführen lassen.

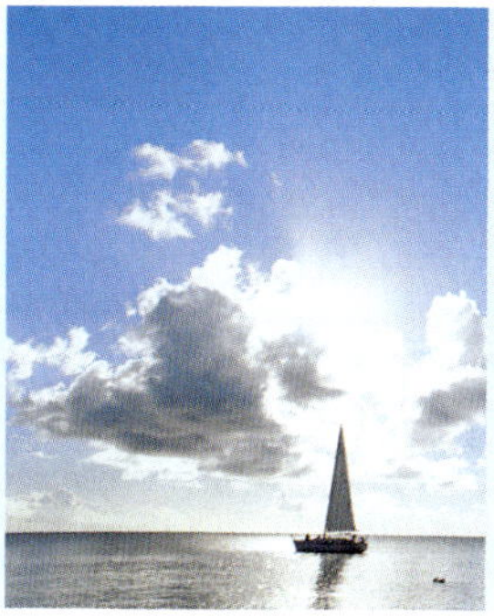

Sonderfall: Der objektive Tinnitus

Von einem objektiven Tinnitus spricht man, wenn die Ohrgeräusche (zumindest theoretisch) auch von außen zu hören sind. Die Ursache hierfür kann in bzw. an den Arterien liegen. Da diese Schlagadern im Rhythmus des Herzschlags pulsieren, ist auch dieses Pulsieren vom Betroffenen zu hören.

Wenn der Arzt einen objektiven Tinnitus feststellt, ist die übliche Erstbehandlung meist nicht nötig: Er wird den Patienten in eine HNO-Klinik einweisen, wo ihm aller Wahrscheinlichkeit nach mit einer Operation geholfen werden kann.

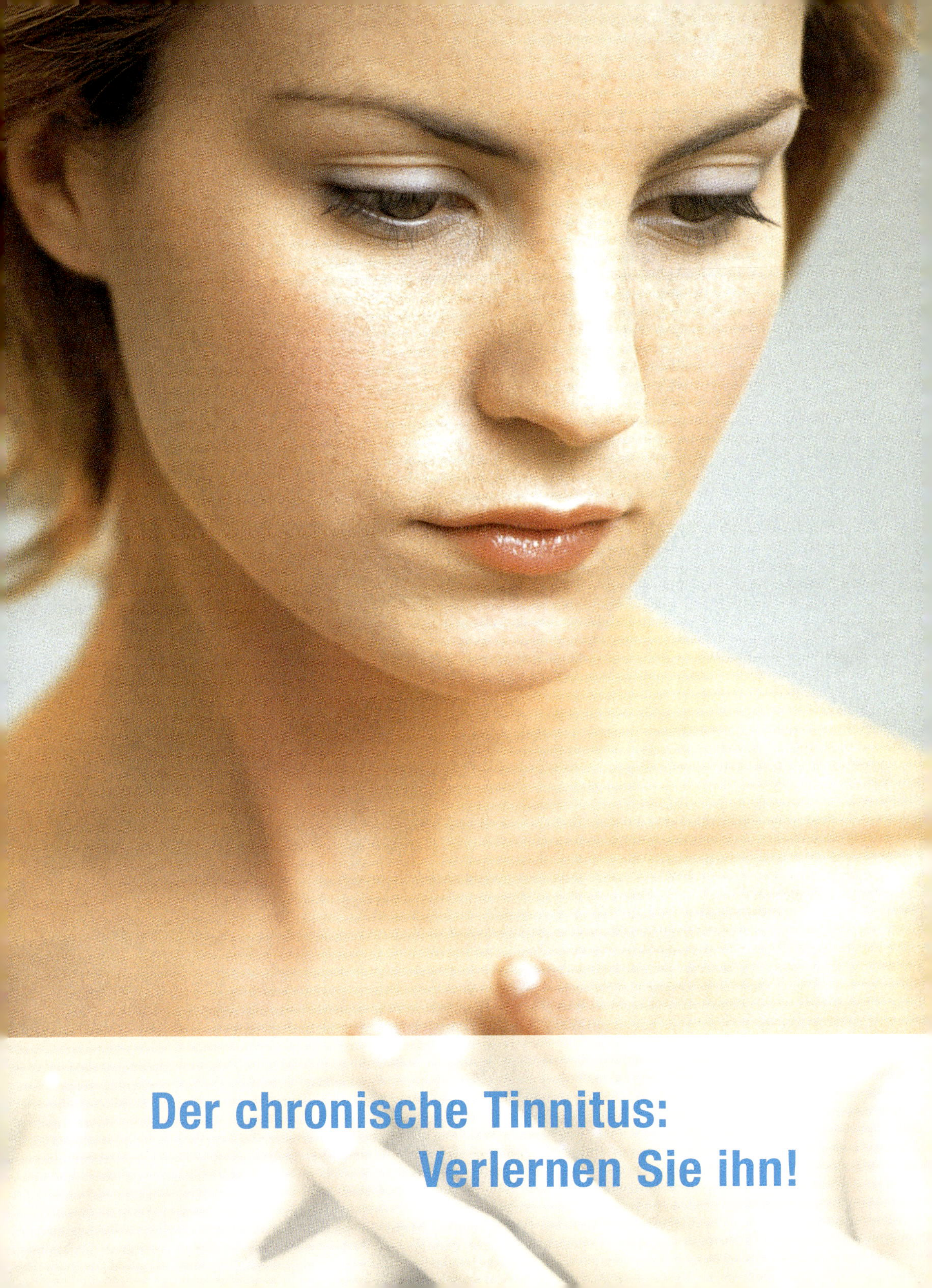

Der chronische Tinnitus: Verlernen Sie ihn!

Neben dem akuten (weniger als drei Monate) und dem chronischen Tinnitus (ein Jahr und länger) unterscheidet man gewöhnlich noch einen subakuten (drei Monate bis zu einem Jahr). Allerdings gibt es keine speziellen Empfehlungen für diesen Zeitraum. Die Maßnahmen der Akutphase sollten jetzt eigentlich alle versucht worden sein. Zuweilen wird allerdings erst die subakute Phase für die Einführung in Entspannungsverfahren, HWS- und Kiefergelenksdiagnostik genutzt. Ansonsten ist sie eher so etwas wie die »Twilight-Zone« des Tinnitus-Geplagten, und es ist daher einfacher, den Tinnitus als chronisch zu definieren, wenn die Akutbehandlung ohne Erfolg abgeschlossen wurde.

INFO
Wie bei einem Radio können Sie auch beim normalen Hören nur einen »Sender« empfangen. Wenn Sie »auf Tinnitus stellen«, werden Sie nur ihn hören.

Verlernen lernen

Angenommen, Sie sitzen mit einem Freund in einem Restaurant und unterhalten sich. Hinter Ihnen redet eine Gruppe von Leuten gerade über ein für Sie sehr interessantes Thema, während sich Ihr Freund über Computer auslässt, was Sie eher langweilt. Keine Frage, welchem Gespräch Sie folgen. Doch das Wesentliche daran ist: Sie treffen – bewusst oder unbewusst – die Entscheidung, was Sie hören wollen und blenden alles andere aus, da das Hörgehirn nur eine bestimmte Informationsmenge verarbeiten kann.

Der zentralisierte Tinnitus, jenes Geräusch, das zunächst meist eine Ursache im Innenohr hatte, sich jetzt aber nur noch im Gehirn abspielt, ist genau so entstanden: Das Innenohrgeräusch ist anfangs so störend und beunruhigend, dass sich der Betroffene darauf konzentriert. Und je häufiger er dies tut, umso schneller verselbstständigt sich der geschlossene Tinnitus-Kreislauf im Gehirn.

Doch wie das Gehirn den Tinnitus »erlernen« kann, kann man es auch dazu bringen, ihn wieder zu »verlernen«. Dabei macht man sich das zunutze, was zur Entstehung des Tinnitus geführt hat: Das Hörgehirn kann zeitgleich nur einen einzigen Reiz wahrnehmen – Sie müssen also einfach wieder woanders hinhören!

Die Tinnitus-Retraining-Therapie (TRT)

Vielleicht haben Sie den Begriff »Tinnitus-Retraining-Therapie« (TRT) schon einmal im Zusammenhang mit einer erfolgreichen Tinnitus-Behandlung gehört. Besser wäre es eigentlich, heute von einer »Tinnitus-Bewältigungs-Therapie« (TBT) zu sprechen. Denn die Retraining-Therapie – zu Deutsch etwa: »Verlern-Therapie« – besteht im Kern darin, dass man einen so genannten Tinnitus-Masker bzw. Rauscherzeuger trägt. Diese Geräte werden wie ein normales Hörgerät benutzt (es gibt auch Kombigeräte aus Hörgerät und Masker) und sollten in den Anfängen der Retraining-Therapie das Tinnitus-Geräusch überdecken (»maskieren«, daher der Name »Tinnitus-Masker«). Dabei musste das Geräusch so laut gestellt werden, dass die Träger diesen »zweiten Tinnitus« oft nicht ertragen konnten.

Heute werden die Geräte hingegen so programmiert, dass sie ein permanentes Hintergrundrauschen erzeugen. Auf diese Weise soll dem Hörgehirn eine Art Ersatz angeboten werden, damit es sich nicht mehr auf den Tinnitus konzentriert. Zusätzlich bekommt der Patient eine psychologische Beratung, wie er lernen kann, auf anderes zu hören statt auf den Tinnitus.

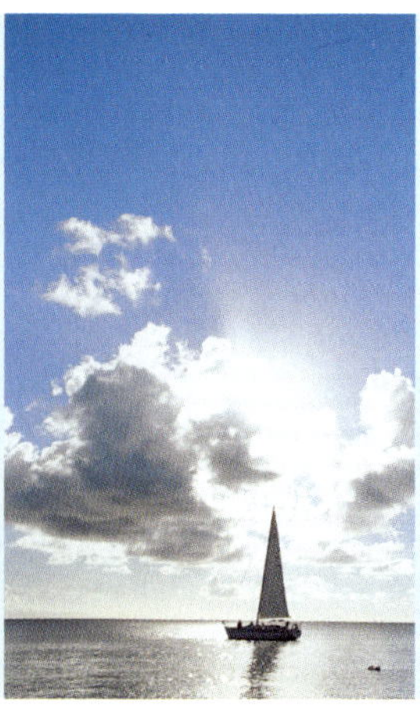

Absolute Stille meiden

Wir alle sehnen uns mehr oder weniger häufig nach Ruhe und Stille. Unser Alltag ist laut und hektisch genug. Wenigstens zu Hause wollen wir unsere Ruhe haben. Doch je ruhiger es im Raum ist, desto deutlicher werden Hintergrundgeräusche hörbar – der Hund des Nachbarn, die Kinder im Park, das Martinshorn in der Ferne. Ein bisschen ruhiger dürfte es schon noch sein. Doch ein solcher Rückzug scheint eher gefährlich: Etwa 40 Prozent aller Tinnitus-Patienten sind schon vor dem Auftreten des Ohrgeräuschs sehr lärmempfindlich und versuchen, sich so weit wie möglich abzuschotten – möglicherweise ein Fehler. Ein Test hat gezeigt, dass neun von zehn Personen nach nur fünf Minuten in einem schalltoten Raum einen Tinnitus hörten, obwohl sie zuvor nicht unter Ohrgeräuschen gelitten hatten.

Die Grenzen der klassischen Retraining-Therapie

Nicht erst seit gestern ist die klassische Retraining-Therapie unter Beschuss geraten. Schon lange wird kritisiert, dass sie rein passiv ist. Der Patient muss nichts weiter tun als seinen Tinnitus-Masker einmal am Tag anzulegen bzw. anzuschalten. Und auch die psychologische Beratung ist rein passiver Natur: Dem Patienten wird in Vorträgen zwar erklärt, dass der Tinnitus keine Krankheit ist, dass er keine Lebensbedrohung darstellt etc., doch von einer individuellen Behandlung kann bei der klassischen Retraining-Therapie keine Rede sein.

Studien aus Großbritannien und den USA haben zwar gezeigt, dass die Retraining-Therapie in 40 bis 50 Prozent der Fälle eine Verbesserung der Lebensqualität (psychosomatische Tinnitus-Belastung, tägliche Wahrnehmungszeit, Lärm-, Unbehaglichkeitsschwelle) brachte, allerdings bei nahezu gleicher Tinnitus-Intensität. Es lässt sich jedoch anhand der vorliegenden Studien nicht nachweisen, dass die Retraining-Therapie mit Tinnitus-Maskern erfolgreicher wäre als ohne. Oder anders formuliert: Tinnitus-Masker bringen – abgesehen von Einzelfällen – keinen zusätzlichen Gewinn. Konsequenterweise spielen diese Geräte in der Fachdiskussion auch nur noch eine untergeordnete Rolle.

INFO
Die erste Frage muss lauten: Wie sehr beeinträchtigt mich mein Tinnitus im täglichen Leben überhaupt?

Die Tinnitus-Bewältigungs-Therapie (TBT)

Ein sehr viel umfassenderes Konzept, bei dem Tinnitus-Masker allenfalls am Rande eine Rolle spielen, verbirgt sich hinter der Bezeichnung »Tinnitus-Bewältigungs-Therapie« (TBT). Damit wird das heute angestrebte Ziel der Behandlung des chronischen Tinnitus meines Erachtens am besten beschrieben.

Entscheidend ist es, zunächst zu klären, wie stark die Belastung durch Tinnitus überhaupt ist. Viele Betroffene nennen zwar einen chronischen, zentralisierten Tinnitus »ihr Eigen«, fühlen sich aber nicht oder nur selten wirklich von ihm gestört. Diese Gruppe einer speziellen Therapie zuzuführen wäre etwa so, als wolle man Mückenstichgeplagten zu einer Hauttransplantation verhelfen – völlig unnötig. Wenn Sie aber zu jenen Menschen gehören, die in ihrem Alltag wirklichen Belastungen durch den Tinnitus ausgesetzt sind, sollten Sie eine angemessene Therapie erhalten.

Wie aus dem Elefanten eine Mücke wird

Am Anfang stehen grundsätzliche Fragen: Warum leide gerade ich unter Tinnitus? Wie ist er entstanden? Wie habe ich ihn am Anfang empfunden? Erschien mir das Geräusch jemals als Bedrohung? Verschlimmert es sich in bestimmten Situationen? ... und schließlich: Was ist mein Ziel?

Was wir wirklich wollen, ist, dass der Tinnitus im übertragenen Sinne zu einem Mückenstich wird. Zu einem Phänomen, das eine Weile tatsächlich sehr störend sein kann, dann aber vergessen wird und abheilt.

Das wichtigste Standbein auf diesem Weg ist die so genannte Tinnitus-Desensibilisierungs-Therapie (TDT), bei der – je nach Einzelfall – unterschiedliche Methoden zum Einsatz kommen. Wie der Name nahe legt, soll diese Therapie zu einer Desensibilisierung führen, dem Gegenteil dessen, woraus der Tinnitus seine störende Qualität gewinnt, der Sensibilisierung.

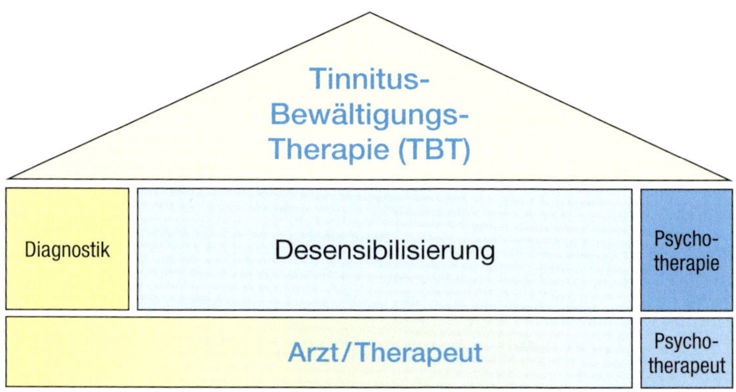

Quelle: Zenner/Zalaman, 2005

Nur gelegentlich treten neben dem Tinnitus so starke psychische Probleme auf, dass diese einer gesonderten, über die psychologische Betreuung der TDT hinausreichenden Psychotherapie bedürften. Das Schaubild zeigt den prinzipiellen Aufbau der Tinnitus-Bewältigungs-Therapie auf einen Blick.

Die Tinnitus-Desensibilisierungs-Therapie

Im Rahmen der Tinnitus-Desensibilisierungs-Therapie kann es in Einzelfällen notwendig sein, einen Rauscherzeuger bzw. Tinnitus-Masker zu benutzen, wie er in der klassischen Tinnitus-Retraining-Therapie (TRT) üblich ist. Häufiger ist es jedoch wichtig, dass der Tinnitus-Betroffene ein Hörgerät bekommt, das es auch mit eingebautem Tinnitus-Masker gibt. Von der Hörgeräteversorgung wird später noch eingehender die Rede sein.

Die TDT besteht insgesamt aus sechs Bereichen (siehe Schaubild unten). Letztlich dienen alle Bereiche der Aufmerksamkeitsdefokussierung. Dieses sperrige Wort meint nichts anderes, als dass Sie Ihre Aufmerksamkeit möglichst gar nicht mehr Ihrem Ohrgeräusch widmen, da Sie es dadurch nur verstärken und am Leben halten. Je nach Fall werden bei der TDT jene Elemente aus dem Potpourri der Möglichkeiten ausgesucht, die diesem Ziel am besten entsprechen können.

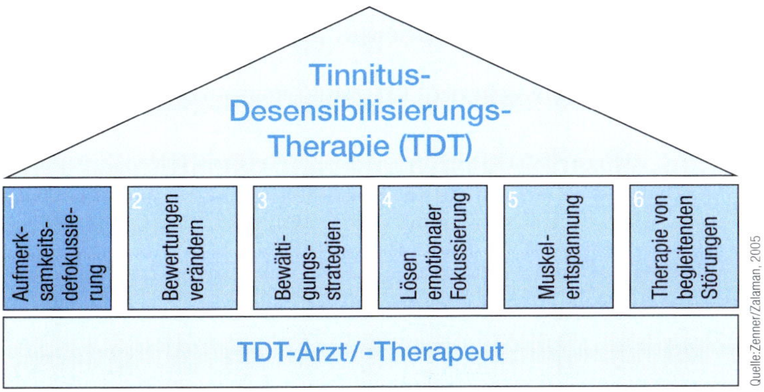

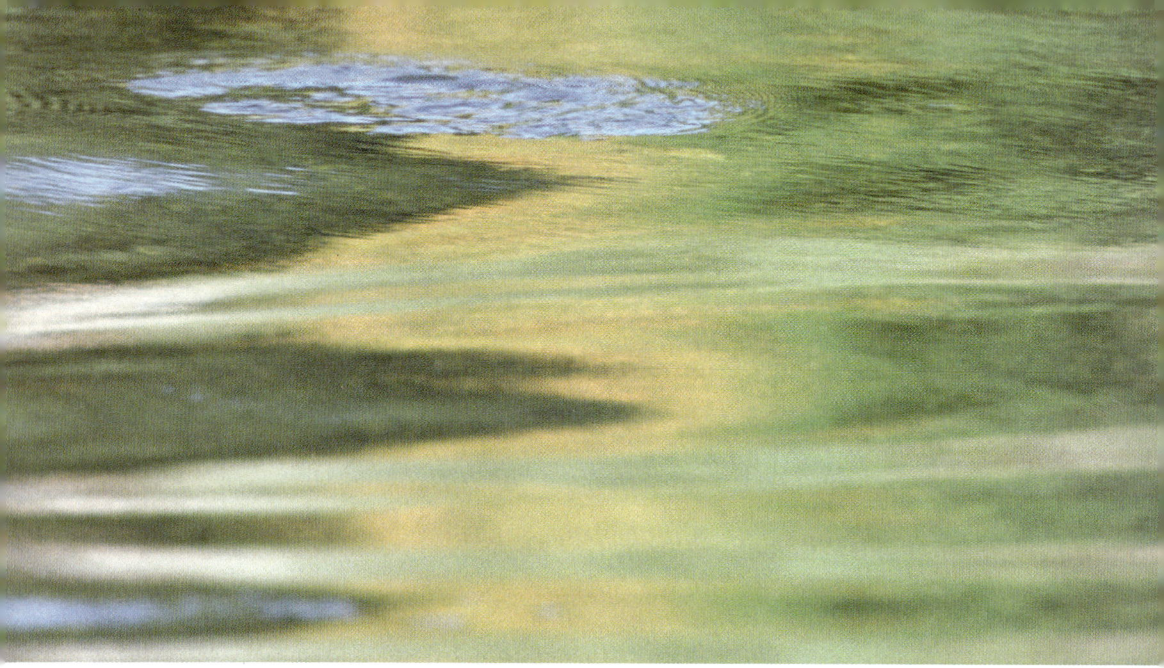

Säule 1: Hören Sie lieber Mozart!

Wie bei der gesamten TDT wird auch in Säule 1 einiges an Eigenaktivität des Patienten gefordert. Sie sollen sich dabei ganz bewusst von der Aufmerksamkeit auf den Tinnitus-Reiz lösen und ihn durch einen anderen ersetzen. Das geschieht aber nicht rein passiv durch einen Tinnitus-Masker, sondern Ziel ist es, dass Sie in Ihrer Vorstellung einen positiven Hörreiz erschaffen, um den negativen, krank machenden zu ersetzen – beispielsweise indem Sie sich die Geräusche eines plätschernden Baches oder eine Mozartsonate vorstellen.

Bei dieser »neurophysiologischen Defokussierung« lernen Sie, Ihre Aufmerksamkeit zunächst ganz bewusst auf positive vorgestellte (Mozart), aber auch tatsächliche Akustikreize zu lenken. Im Rahmen der neurophysiologischen Defokussierung kann es zum Beispiel auch nötig werden, dass der (schwerhörige) Patient ein gezieltes Training zur besseren Spracherkennung bekommt. Es geht schließlich darum, die Aufmerksamkeit auf positive vorgestellte oder Außenreize zu lenken. Wer aber nicht verstehen kann, was andere reden, wird sich schnell wieder dem gewohnten Tinnitusgeräusch zuwenden. Geht aber mit dieser zum Teil auf den speziellen Patienten maßgeschneiderten Defokussierung alles glatt, so sollte die krankhafte Fokussierung des Unterbewusstseins auf den Tinnitus nach einer gewissen Zeit der Gewöhnung (der Mediziner spricht von »Habituation«) aufgelöst sein, so dass es gar nicht mehr »auf Idee kommt«, das Ohrgeräusch zu beachten.

An dieser Stelle sei noch erwähnt, dass dieser Säule der Desensibilisierung eine ganz zentrale Bedeutung zukommt. Aus diesem Grunde ist es zwingend notwendig, den Zusammenhang zwischen dem ursprünglich im Ohr lokalisierten Geräusch, der Sensibilisierung auf das Geräusch durch verstärkte Aufmerksamkeit und der daraus resultierenden Zentralisierung zu verstehen. Denn aus dieser Erkenntnis folgt die begründete Hoffnung, dass sich das Geräusch durch Verändern der Aufmerksamkeit auch beeinflussen lässt.

Der kleine Wachposten

Eltern, vor allem Mütter, mit kleinen Kindern bekommen oft zu wenig Schlaf – der lieben Kleinen wegen. Wenn Sie aber einmal schlafen können, überhören sie problemlos den Wecker, das Telefon oder sonstige Störgeräusche. Sollte aber das Kind schreien oder auch nur husten, sind sie sofort hellwach. Irgendwo in unserem Unterbewusstsein sitzt nämlich ein kleiner Wachposten. Er hat den Befehl, auf jeden verdächtigen Pieps des Kindes zu hören, sich ansonsten aber nicht stören zu lassen – schon gar nicht vom Wecker.

Beim Tinnitus-Patienten wurde dem Wachposten eine andere Aufgabe zugewiesen: auf das Ohrgeräusch zu achten und sofort zu melden, wenn es lauter oder leiser wird. Mittels der Desensibilisierung soll dem Wachposten sein alter Auftrag entzogen und ihm ein neuer übertragen werden. Dass dies durchaus funktioniert, beweisen nicht nur die Erfolge der TDT, sondern zeigt auch ein Vorgang, der sich bei Eltern mit Kindern immer wieder und weltweit vollzieht: Je älter die Kinder werden, desto weniger notwendig ist es, dass Mutter oder Vater sofort in Habt-Acht-Stellung am Kinderbett steht. Nach und nach, im Verlauf von Wochen und Monaten, wird dem Wachposten des Unterbewusstseins deshalb klar, dass sein Auftrag erfüllt ist, und er zieht sich zurück. Genau das kann auch die TDT mit dem Tinnitus-Wachposten erreichen.

Säule 2: Lassen Sie sich nicht ins Bockshorn jagen!

Ein wichtiger Punkt in der Behandlung liegt darin, falsche Vorstellungen und Bewertungen des Tinnitus zu korrigieren. Vielleicht glauben Sie, Ihr Ohrgeräusch sei Folge einer schweren Krankheit, sei ohnehin nicht zu behandeln oder als Konsequenz einer »verbotenen« Verhaltensweise so etwas wie eine Strafe.

Solche Vorstellungen und Bewertungen stammen zum Beispiel aus unglücklich oder falsch formulierten bzw. falsch verstandenen Pressemeldungen. Man schnappt irgendwelche derartigen Äußerungen bei Bekannten auf oder zieht sogar nach der Beratung beim Arzt falsche Schlüsse. Manchmal muss man sich dort sogar anhören: »Wenn Sie Ihr Ohrgeräusch schon so lange haben, lässt sich jetzt gar nichts mehr dagegen tun. Sie müssen sich damit schon abfinden.«

Die zweite Säule der TDT besteht deshalb aus Maßnahmen, derartige Fehlurteile durch eine korrekte Sicht des Symptoms Tinnitus, seiner Entstehungsmechanismen und Bewältigungsmöglichkeiten zu ersetzen. Oftmals reicht bereits eine fundierte Beratung durch einen speziell geschulten Therapeuten aus, wie sie auch bei der klassischen Retraining-Therapie üblich ist. Darüber hinaus kann der Therapeut verschiedene verhaltenstherapeutische Verfahren nutzen, um eine Umbewertung des Tinnitus beim Patienten zu erzielen.

INFO

Glauben Sie ja nicht alles, was man Ihnen erzählt. Über Tinnitus kursieren viele Gerüchte und Fehlurteile.

Säule 3: Entwickeln Sie Bewältigungsstrategien!

Säule drei der TDT besteht aus verschiedenen Techniken, die Ihnen dabei helfen sollen, den Tinnitus von seinem sozialen Leben abzukoppeln.

Nicht selten macht sich das Geräusch gerade dann bemerkbar bzw. verstärkt sich, wenn Konfliktsituationen im zwischenmenschlichen Bereich auftauchen. Wie manche Menschen Kopf- oder Bauchschmerzen bekommen, wenn es am Arbeitsplatz oder privat nicht gut klappt, reagieren Tinnitus-Patienten oft ebenso unbewusst mit einer Verschlimmerung ihrer Symptome.

Ergeben sich aus der Diagnostik konkrete Hinweise auf gestörte Bewältigungsmechanismen, kann der Therapeut beispielsweise durch Kommunikationstraining oder Verbesserung der sozialen Kompetenz neue, effektive Strategien mit dem Betroffenen entwickeln, die auch dem Tinnitus-Problem zugute kommen.

Lidocain

Lidocain ist ein Lokalanästhetikum, eine Substanz zur örtlichen Betäubung. Es hat sich gezeigt, dass Infusionen mit Lidocain über zehn bis 20 Minuten bei 30 bis 70 Prozent der Tinnitus-Betroffenen zu einem totalen Verschwinden oder starken Nachlassen der Ohrgeräusche führen – im Regelfall allerdings nur für wenige Minuten. Da sich aus dem Verschwinden oder Nichtverschwinden des Tinnitus Rückschlüsse auf die Ursache ziehen lassen, wird Lidocain gelegentlich als diagnostisches Instrument eingesetzt.

Im Rahmen der üblichen Infusionstherapie des akuten Tinnitus wird Lidocain gelegentlich verwendet, wenn das Ohrgeräusch als Folge eines Lärmschadens auftritt (siehe S. 46 f.).

Aufgrund seiner kurzen Wirkzeit und der ernsthaften Nebenwirkungen, die sich bei den entsprechenden Dosen ergeben können, eignet sich Lidocain aber nicht für eine grundsätzliche Anwendung. Beim chronischen Tinnitus kann der Arzt einen Versuch mit Lidocain erwägen, wenn sich die vermeintliche Gewissheit des Patienten, seinem Tinnitus sei mit gar nichts beizukommen, durch keine anderen Maßnahmen erschüttern lässt. Auf diese Weise kann die Lidocain-Infusion bzw. das Aha-Erlebnis manchmal dazu beitragen, falsche Vorstellungen aufzubrechen und damit letztlich die Behandlung zum Erfolg führen.

Säule 4: Aus Feind mach Freund!

Vielleicht kennen Sie das: Von einem guten Bekannten wurde Ihnen erzählt, dass Ihre neue Nachbarin, eine ältere, merkwürdig gekleidete Frau, gerade aus einer Haftanstalt entlassen wurde. Man sagt, es habe sich um ein Kapitalverbrechen gehandelt. Als

INFO Wie so oft: Die richtige Einstellung kann entscheidend sein.

vorurteilsfreier Mensch würden Sie niemals jemanden einer verbüßten Straftat wegen schief ansehen. Und doch: Sie grüßen die ältere Dame zwar, aber vielleicht nicht ganz so freundlich wie andere Fremde. Und eventuell fragen Sie sich auch, ob der jüngere Mann, der einmal im Monat bei ihr vorbeischaut, nicht etwa ihr Bewährungshelfer ist. Mit einem Wort: Sie hegen der Frau gegenüber gemischte bzw. eher negative Gefühle. Und dann beobachten Sie, wie eben diese Frau vor dem Supermarkt plötzlich lossprintet und ein dreijähriges Mädchen in letzter Sekunde vor einem heranbrausenden LKW rettet. Wenn Sie der Frau das nächste Mal im Treppenhaus begegnen, werden Sie sie vermutlich anders begrüßen. Ihr emotionales Bild hat sich gewaltig gewandelt.

Diese etwas übertriebene Geschichte macht meines Erachtens dennoch deutlich, wie wichtig unser emotionales Bild, die Gefühle, die wir jemandem oder etwas gegenüber hegen, für unsere Handlungen ist. So kann sich auch der negativ erlebte Tinnitus auf unser gesamtes Tun und Lassen auswirken und zu einem düsteren Bild von uns selbst und unserer Zukunft führen. Dies zu ändern, die negativ geprägte emotionale Fokussierung auf das Ohrgeräusch umzuwandeln in positive Vorstellungen von uns und unserem Leben, genau das versucht die vierte Säule zu erreichen.

Säule 5: Lassen Sie doch einfach mal los!

Die fünfte Säule der TDT ist unverzichtbarer Bestandteil der erfolgreichen Tinnitus-Behandlung. Im Allgemeinen ist mit einem nicht kompensierten Tinnitus eine Stressreaktion des Körpers verbunden, die sich unter anderem in Nervosität, Übererregbarkeit und Muskelverspannungen zeigt. Um diese in den Griff zu kriegen, kommen bei der TDT unter anderem zwei Verfahren zum Einsatz, die Sie vielleicht bereits kennen: Die progressive Muskelrelaxation nach Jacobson (PMR, siehe ab S. 81) und ein technisches Verfahren namens Biofeedback (siehe ab S. 83).

Wird die PMR im Rahmen der TDT benutzt, geht die Zielsetzung über die reine Entspannung hinaus. Nach Möglichkeit soll nämlich die Wirkung der Entspannungsmethode mit einem Gegenreiz zum Tinnitus verbunden werden – etwa dem vorgestellten Hören einer Mozartsonate. Auf diese Weise werden beide Verfahren miteinander gekoppelt, sodass der Betroffene beim Hören der Musik im Kopf automatisch entspannt und umgekehrt bei der PMR automatisch den Tinnitus ersetzt.

Säule 6: Dem Teufelskreis keine Chance!

Auch die möglichen Folgen von Tinnitus, Schlafstörungen, Ängste und Depressionen, müssen behandelt werden. Es ist Aufgabe des Therapeuten, diese Folgen festzustellen, ebenso wie beispielsweise Probleme im sozialen – privaten oder beruflichen – Umfeld. Mithilfe der gängigen Verfahren der psychosomatischen Medizin (z.B. Gesprächstherapie, Verhaltensmedizin, Stressabbau) müssen auch diese Phänomene so gut wie möglich bearbeitet werden. Denn sie sind letztlich nicht nur Folge der Ohrgeräusche, sondern können wiederum zu deren Verstärkung und Konservierung beitragen. Die sechste Säule der TDT ist mithin genauso wichtig wie die anderen.

Zur Unterstützung: Die moderne Psychotherapie

Ganz vereinzelt sind die begleitenden Störungen so gravierend, dass die Verfahren der TDT nicht ausreichen. Sobald dies klar wird, ist die Hilfe eines Psychotherapeuten erforderlich. Im Rahmen der Tinnitus-Bewältigungs-Therapie kommt ein Verfahren zur Anwendung, das »systemisch-kognitive Verhaltenstherapie« genannt wird.

Bei dem Begriff »Psychotherapie« denkt man unwillkürlich an einen auf der Couch liegenden Patienten mit dem Psychotherapeuten à la Sigmund Freud daneben in einem Biedermeiersessel. Was jedoch bei der TBT zum Einsatz kommt, ist eine höchst effektive Methode, die nur dann die Lebensgeschichte des

INFO

Die alte Psychoanalyse mit hunderten von Sitzungen hat ihre Vorherrschaft längst an effektivere Therapiemethoden verloren, die rasch zum Erfolg führen.

Patienten berücksichtigt, wenn es die Situation zwingend erfordert – anders als bei der freudschen Psychoanalyse. Nach längstens 15 Sitzungen sind die spezifischen Probleme des Tinnitus-Patienten in der Regel aus dem Wege geräumt.

Das Geheimnis liegt gewiss darin, dass die Therapieform die Probleme nicht allein im Betroffenen oder in seiner Umgebung sucht, sondern beides als Wechselspiel begreift. Der Therapeut bearbeitet mit seinem Patienten dabei stets nur einzelne Aspekte und alle Maßnahmen werden genau auf den Einzelfall zugeschnitten. So lernt man beispielsweise, den Konflikt zu lösen oder auszuhalten, statt ihm aus dem Weg zu gehen. Oftmals reichen kleinste Verhaltensänderungen, um den Teufelskreis zu durchbrechen.

Hilfe für das Hören

Viele Tinnitus-Betroffene haben gleichzeitig Hörprobleme und können manche Frequenzen nicht mehr wahrnehmen, wenn Sie in »normaler« Lautstärke geboten werden. Da darunter meist jene Frequenzen fallen, die für die Übermittlung von gesprochener Sprache wichtig sind, sollten Sie sich, wenn diese Probleme bei Ihnen auftreten, möglichst rasch ein Hörgerät anpassen lassen. Damit ist ein weiterer Vorteil verbunden: Durch ein Hörgerät wird oftmals auch das Ohrgeräusch positiv beeinflusst, da es dafür sorgt, dass auch die relativ leisen Hintergrundgeräusche in das Hörgehirn gelangen und so vom Tinnitus ablenken.

Sind Brillenträger intelligenter?

Angenommen, Sie könnten nicht mehr so gut sehen und bräuchten eine Brille. Wäre das ein Problem für Sie? Vermutlich nicht – wenn Sie anschließend alles wieder scharf sehen könnten.

Und wenn Sie das Gefühl hätten oder wüssten, dass Sie nicht mehr alles hören können? Vielleicht gehören Sie zu den Menschen, die auch damit kein Problem haben. Ein Hörgerät zu tragen stößt jedenfalls auf mehr Widerstand als eine Sehhilfe. Dabei sieht eine Brille wirklich jeder, ein Hörgerät ist hingegen recht gut versteckt – manche sogar perfekt, da sie im Gehörgang stecken. Vielleicht ist man an Brillenträger einfach stärker gewohnt. Oder es hat etwas mit äußerst irrationalen Vorurteilen zu tun: Menschen mit Brille sind besonders intelligent, Menschen mit Hörgerät hingegen dümmer? In jedem Fall sollten Sie sich vor solchen Vorurteilen hüten, und wenn Sie Schwierigkeiten haben, sich mit einem Hörgerät anzufreunden, ruhig auch mal mit Ihrem Arzt reden.

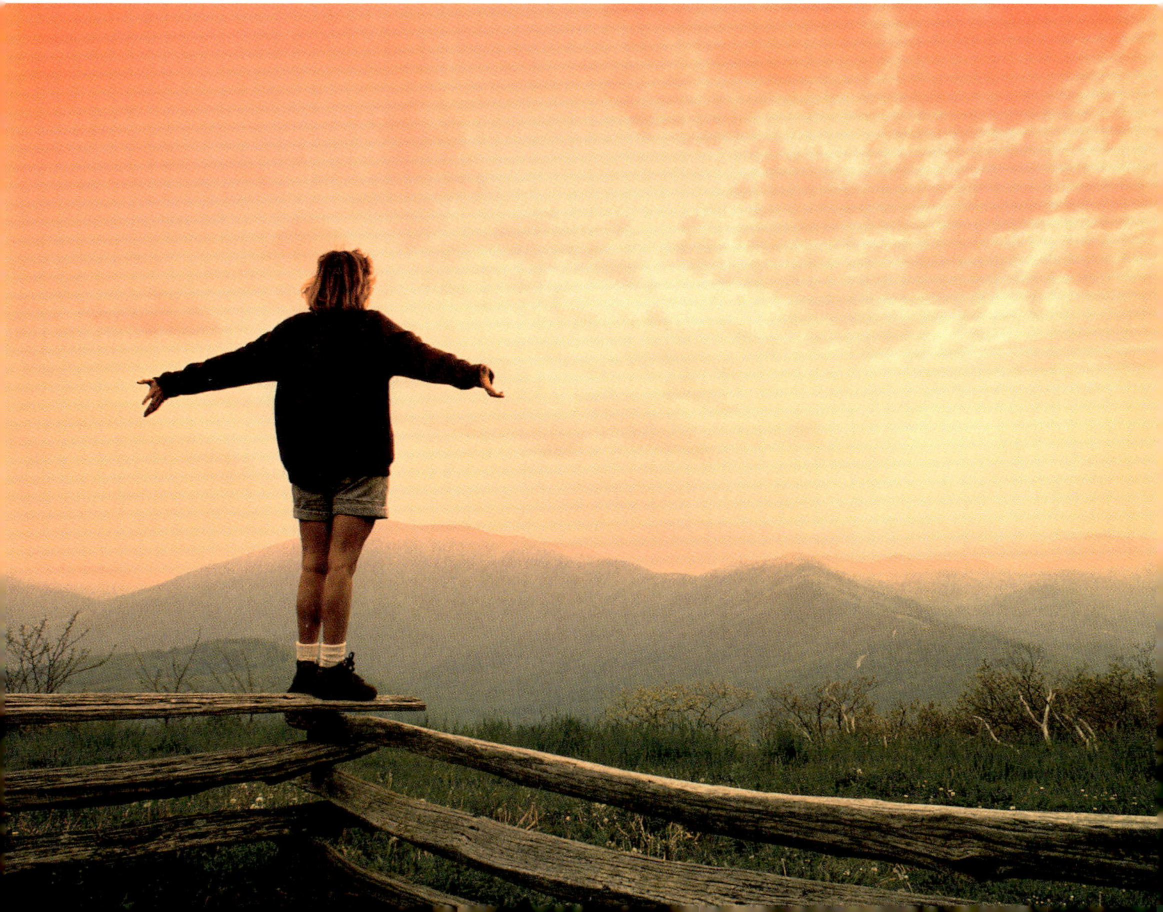

INFO

Nehmen Sie sich Zeit, um das für Sie optimal geeignete Hörgerät herauszufinden.

Wissenswertes zum Thema Hörgerät

Sie sollten auf keinen Fall zu lange damit warten, sich ein Hörgerät anpassen zu lassen. Denn unser Gehirn muss sich an die Informationen gewöhnen, die ihm vom Hörgerät verstärkt geliefert werden. Das fällt ihm aber umso schwerer, je länger es keine Sinneseindrücke solcher Art mehr erhalten hat. Es verlernt gewissermaßen das Hören. Und je mehr es verlernt hat, desto länger dauert es, bis das optimale Hören mit dem Gerät möglich ist.

Zwei Ohren hören mehr

Unser Gehirn ist darauf ausgerichtet, dass es Informationen aus zwei Ohren erhält. Genauso, wie nur das Sehen mit beiden Augen im Gehirn einen korrekten räumlichen Eindruck erzeugen kann, kann es nur anhand der Daten aus beiden Ohren die Richtung errechnen, aus der ein Geräusch ertönt. Aus diesem Grunde sollte auch bei einer Schwerhörigkeit auf nur einem Ohr dieses durch ein Hörgerät unterstützt werden. Bei einer beidseitigen Schwerhörigkeit sollten Sie für beide Ohren eine Hörhilfe haben.

Hörgerät ist nicht gleich Hörgerät

Es gibt verschiedene Typen von Hörgeräten: Geräte, die hinter dem Ohr getragen werden (HdO-Geräte), solche, die im Gehörgang sitzen (IO-Geräte) und sogar welche, die teilweise in das Mittelohr implantiert werden.

Grundsätzlich gilt, dass HdO-Geräte mehr elektronische Bauteile aufnehmen können, sodass sie meist leistungsfähiger sind als IO-Geräte. Beide Gerätetypen haben jedoch den Nachteil, dass zumindest ein Teil immer im Gehörgang getragen werden muss, der dadurch teilweise oder komplett verschlossen ist. Es gelangen somit fast nur Geräusche an das Trommelfell, die vom Hörgerät geliefert werden. Da die Geräte jedoch nicht das komplette Frequenzspektrum übertragen bzw. verstärken, verbessern sie das Hören zwar meist deutlich, allerdings geht in manchen Bereichen auch einiges verloren. Die teilimplantierbaren Geräte kennen diesen Nachteil nicht und übertragen bzw. verstärken zudem einen größeren Frequenzbereich als die herkömmlichen Gerätetypen. Beim Test an mehreren hundert Patienten hat sich die Überlegenheit dieser Geräte auch in der Praxis erwiesen. Leider sind sie sehr teuer.

Im Allgemeinen fällt die Entscheidung heute fast immer zugunsten eines IO- oder HdO-Geräts aus. Die Frage, ob ein analoges oder ein moderneres digitales Gerät vorzuziehen ist, lässt sich pauschal nicht beantworten. Manche Menschen haben einen besseren Höreindruck mit einem analogen, andere mit einem digitalen Gerät. Ein besonders wichtiger Punkt bei der Hörgeräteanpassung ist daher die Testphase.

Für wen eignen sich Teilimplantat-Hörgeräte?

Nicht für jeden kommt ein teilimplantierbares System infrage. Abgesehen von den Kosten, die Sie zum größten Teil selbst tragen müssen, da sich die Krankenkassen bislang nur unzureichend beteiligen, gibt es auch bestimmte medizinische Faktoren, die erfüllt sein müssen. Ein Teilimplantatgerät kommt nur dann infrage, wenn

- das Mittelohr normal funktioniert,
- die Paukenhöhle ausreichend belüftet ist und keine anatomischen Anomalien vorliegen,
- das Sprachverstehen mindestens 50 Prozent beträgt,
- die Ursache der Schwerhörigkeit im Innenohr liegt und stabil ist,
- der Hörverlust in dem jeweils gerätetypischen Frequenzbereich liegt (z. B. 50 dB im Bereich von 500 bis 5000 Hz).

Machen Sie es sich schwer

Wenn Ihr HNO-Arzt Ihnen ein Hörgerät verschrieben hat, ist Ihr nächster Anlaufpunkt ein Hörgeräteakustiker – im Idealfall einer mit viel Erfahrung. Dennoch gibt es keine Garantie, dass er auf Anhieb das für Sie beste Gerät herausfindet, auch wenn ihm alle

Messdaten des Arztes vorliegen und Sie ihm genau erklären, unter welchen Bedingungen Sie das Gerät vor allem einsetzen werden.

Bevor Sie eine Überraschung erleben, sollten Sie dem Hörgeräteakustiker auch noch mitteilen, wie viel Sie maximal zuzahlen wollen. Die gesetzlichen Krankenkassen übernehmen zurzeit Kosten in Höhe von 412 Euro pro Hörgerät. Da die heute erhältlichen Geräte etwa zwischen 400 und 2000 Euro liegen, kann sich also jeder ein Hörgerät leisten, auch wenn er nichts dazuzahlen möchte oder kann. Wer etwas drauflegt, hat natürlich eine größere Auswahl.

Der Hörgeräteakustiker wird Ihnen dann ein Gerät vorschlagen. Wenn es Ihnen grundsätzlich zusagt – im Vordergrund sollte gutes Hören stehen, nicht die Ästhetik –, passt er es Ihnen an und Sie nehmen es mit nach Hause. Nun haben Sie mindestens zwei Wochen Zeit – weniger ist nicht sinnvoll –, um das Gerät in allen möglichen Lebenslagen zu testen. Auch wenn Sie jetzt schon zufrieden sind, sollten Sie dennoch mindestens ein weiteres Gerät ausprobieren. Sie werden gewiss Unterschiede feststellen. Lassen Sie sich Zeit und übereilen Sie nichts: Der Hörgeräteakustiker wird dafür Verständnis haben.

Wenn Sie schließlich »Ihr« Gerät gefunden haben, gehen Sie damit noch einmal zu Ihrem HNO-Arzt, der anhand von Hörtests mit und ohne Gerät den Hörgewinn ermittelt und am Ende durch seine Unterschrift die Hörgeräteanpassung abschließt. Erst danach ist die Krankenkasse bereit, die Kosten zu übernehmen.

Die Zeit des Hörens

Sie haben nun Ihr Hörgerät und fragen sich sicher, wann Sie es tragen sollen. Dass Sie Ihren Ohren unnötigen Lärm, zum Beispiel an einem lauten Arbeitsplatz oder beim Heimwerken an der Kreissäge, ersparen und das Gerät in solchen Situationen einfach abschalten sollten, ist eigentlich selbstverständlich.

Ansonsten aber ist es sinnvoll, es den ganzen Tag über zu tragen, da sich das Hörgehirn erst langsam an die neue Art zu hören gewöhnen muss.
Sollten Probleme auftreten oder das Gerät durch Ohrenschmalz verstopfen, müssen Sie den HNO-Arzt aufsuchen. Eine Reinigungsaktion kann etwa alle drei bis sechs Monate fällig werden.

Unterstützende Verfahren

Im Folgenden lesen Sie etwas über verschiedene Methoden, die zum Teil standardmäßig angewandt werden (progressive Muskelrelaxation nach Jacobson; Biofeedback). Andere Methoden sind in Sachen Erfolgsquote nicht über jeden Zweifel erhaben, können aber dennoch in Einzelfällen wertvolle Hilfe leisten.

Die progressive Muskelrelaxation (PMR) – Entspannung pur

Wir spannen oft Muskeln an, die wir in der jeweiligen Situation eigentlich gar nicht brauchen – das gilt nicht nur für Tinnitus-Geplagte. Die Folge davon sind oft schmerzhafte Verspannungen, aber auch ein aus dem Lot geratenes vegetatives Nervensystem, das unter anderem Funktionen wie Blutdruck, Atemrhythmus und Herzfrequenz steuert. Bestens geeignet, um Verspannungen zu vermeiden und ganz nebenbei das gesamte vegetative Nervensystem zu beruhigen, ist die progressive Muskelrelaxation nach Jacobson, kurz PMR genannt.

INFO

Stress führt zu Verspannungen der Muskulatur – ohne dass wir es merken.

Wie funktioniert PMR?

Die PMR basiert auf der aktiven Wahrnehmung von Anspannung und Entspannung in den Muskeln. Konkret bedeutet das Folgendes: Sie spannen eine Muskelgruppe ein paar Sekunden lang an, um sie danach wieder zu entspannen. Und – ganz wichtig – Sie erfühlen den Unterschied zwischen Anspannung und Entspannung. Das machen Sie nach und nach mit immer mehr Muskelgruppen.

Der Körper lernt dadurch, Anspannung und Entspannung wieder zu unterscheiden und nicht benötigte Muskelgruppen selbst im Stress nicht unnötig anzuspannen. Schmerzende Muskelgruppen sollten allerdings nicht angespannt werden. Lassen Sie diese einfach aus oder benutzen Sie Ihre Vorstellungskraft, z. B.: »Mein linker Oberschenkel spannt sich an ... und entspannt sich wieder.«

Anleitung zum Selbsttest

Am besten ist es natürlich, wenn man die Methode gründlich lernt, etwa in der Volkshochschule oder bei einem Therapeuten. Doch es geht auch allein. Sie sollten aber zumindest am Anfang unbedingt täglich etwa 15 Minuten üben, zum Beispiel morgens, direkt nach dem Wachwerden oder auch abends, wenn Sie noch nicht zu müde sind. Ganz wichtig dabei: Üben Sie nie unter Zeitdruck.
Beginnen Sie mit nur wenigen Muskelgruppen. So prägt sich das Gefühl besser ein. Es dauert jedoch nicht lange, bis Sie alle Muskelgruppen nacheinander üben können:

- Legen Sie sich entweder auf den Rücken oder setzen Sie sich ganz bequem hin und lehnen Sie Rücken und Kopf dabei an.
- Legen Sie die Arme neben Ihrem Körper ab und ballen Sie die Hände zu Fäusten. Spannen Sie die Muskeln fest an, aber nicht maximal, da die Stärke der Anspannung nicht dem Grad der folgenden Entspannung entspricht. Spannen Sie auch die Muskeln der Oberarme an. Halten Sie die Spannung zehn Sekunden. Dann entspannen Sie die Muskeln wieder. Wiederholen Sie die Übung dreimal. Wichtig: Versuchen Sie dabei stets, den Unterschied zu erspüren. Das ist das A und O der progressiven Muskelrelaxation!
- Nun spannen Sie die Muskeln auf der Unterseite Ihrer Beine an, sodass Ihre Zehenspitzen nach vorne bzw. unten zeigen, und halten die Spannung für zehn Sekunden. Anschließend wieder ganz bewusst entspannen und den Zustand erfühlen.
- Als Nächstes sind die Muskeln auf der Beinoberseite an der Reihe: Diesmal so anspannen, dass die Zehenspitzen nach oben zeigen. Zehn Sekunden halten, entspannen. Jeweils dreimal die Beinoberseite und -unterseite.

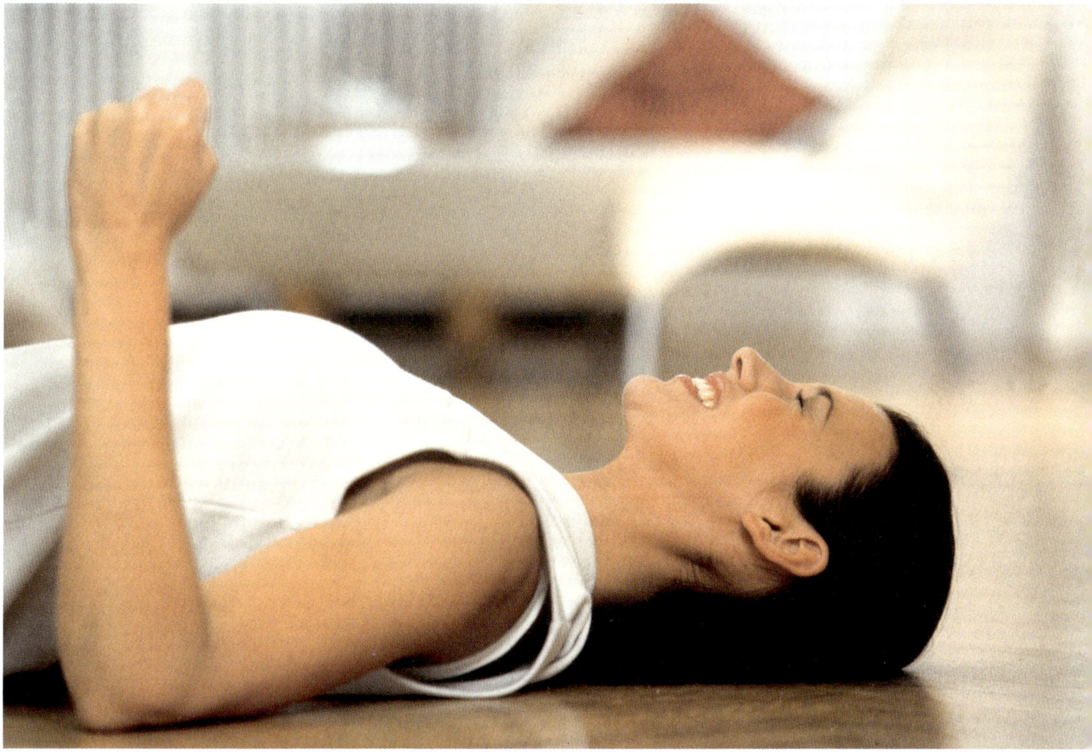

Biofeedback – Zwiegespräch mit dem Körper

»Biofeedback« heißt ein Verfahren, bei dem mittels eines technischen Geräts eine bestimmte Körperfunktion, wie Muskelspannung, Herzfrequenz, Hautwiderstand, Blutdruck oder Ähnliches, gemessen und sichtbar gemacht wird, beispielsweise durch einen dünner oder dicker werdenden Balken oder eine veränderliche Wellenlinie auf dem Computerbildschirm. Ziel des Biofeedbacks ist es, die jeweils gemessene, unbewusst ablaufende Körperfunktion willentlich so zu beeinflussen, dass sich dies auf dem Bildschirm zeigt. So lässt sich etwa der Herzrhythmus normalisieren, der Blutdruck senken und vieles mehr.

Natürlich ist dies kein Selbstzweck, sondern soll der Behandlung verschiedenster Krankheiten wie Kopfschmerzen, Schlafstörungen, Angsterkrankungen oder auch Depressionen dienen. Studien haben bei manchen Störungen, zum Beispiel Kopfschmerzen oder Angsterkrankungen, eine positive Wirkung festgestellt. Allerdings ist sie nicht so effektiv wie andere Methoden, etwa die progressive Muskelrelaxation.

Wird das Biofeedback aber ergänzend angewandt, um das vegetative Nervensystem und seine Steuerbarkeit besser kennen zu lernen, ist es durchaus sinnvoll. Es spricht also nichts dagegen, das Verfahren auszuprobieren. Der einzige Haken: Sie benötigen dazu ein technisches Gerät, das in der Anschaffung nicht ganz billig ist. Besser ist es also, sich an einen Arzt oder Therapeuten zu wenden, der mit Biofeedback arbeitet.

Autogenes Training – der Klassiker

Das autogene Training (AT) wurde von dem Berliner Nervenarzt Johannes Heinrich Schultz (1884–1970) entwickelt und ist die wohl bekannteste Entspannungsmethode im deutschen Sprachraum.

INFO Autogenes Training ist eine Kunst, die gelernt sein will. Die Erfolge lohnen aber Geduld und langfristiges Training.

Auch wenn sich mit AT oft gute Erfolge erzielen lassen, so dauert es Wochen oder Monate, bis man allein die Basisübungen beherrscht. Zudem ist AT nicht für jeden die effektivste Methode. Manche Menschen haben kein Problem damit, das beim autogenen Training nötige Gleichgewicht zwischen Konzentration und Loslassen herzustellen. Bei anderen dagegen ist es ein sehr mühevoller Weg. In solchen Fällen bietet sich eher die progressive Muskelrelaxation nach Jacobson an.

Die zwei Stufen des autogenen Trainings

Das autogene Training setzt sich aus zwei Stufen zusammen: In der ersten Stufe bemüht sich der Übende, normalerweise unbewusst gesteuerte Körperfunktionen, wie Atem- und Herzfrequenz, den Spannungszustand der Muskulatur und die Durchblutung von Händen, Füßen und Stirn, bewusst zu steuern. Dazu dienen so genannte »Formeln«, Suggestionen, die sich der Übende selbst gibt. Wer diese Basisübungen beherrscht, kann bereits damit Erregungszustände dämpfen, Angst auslösende Situationen besser meistern und auf diese Weise auch den Tinnitus unwichtiger machen.

Es dauert allerdings meist Monate, wenn nicht Jahre, bis man diese Technik so gut beherrscht, dass man sie für sehr viel weiter gehende Suggestionen nutzen kann – die Stufe zwei. Der AT-Profi schafft es sehr rasch, sich in diesen Zustand der Tiefenentspannung zu versetzen und sich dabei selbst erdachte Formeln zu geben, die das Unterbewusstsein dann meist zielgerichtet umsetzt. In Zusammenarbeit mit einem Arzt oder Therapeuten kann der Tinnitus-Betroffene auf diesem Weg zum Beispiel Probleme im Umgang mit anderen Menschen lösen, die als Tinnitus-Verstärker infrage kommen.

Messbare Wirkungen

Wer das autogene Training wirklich beherrscht, kann auf vielfältige Weise profitieren. Dieser Gewinn lässt sich messen:

Hirnwellen: Im Wachzustand liegen die messbaren Hirnwellen bei etwa 15 Hertz (Betawellen). Beim Übergang zum Schlafen werden die Wellen langsamer, ebenso beim autogenen Training. Bei einer leichten Entspannung liegen sie zwischen acht und zwölf Hertz, in der Tiefenentspannung sogar bei nur drei bis acht Hertz.

Hauttemperatur: Beim autogenen Training verbessert sich die Durchblutung, die Hauttemperatur kann um bis zu zwei Grad ansteigen.

Hautwiderstand: Je gestresster wir sind, desto geringer der Hautwiderstand. Autogenes Training erhöht ihn nachweislich.

Blutgefäße: Die Entspannung von Nerven und Muskeln führt auch zu einer Entspannung der Arterien, was sich unter anderem an einem erniedrigten Blutdruck zeigt. Dieser kann nach dem autogenen Training um bis zu 30 Millimeter Quecksilbersäule (mmHg) niedriger sein als vorher.

Übung macht den Meister

Legen Sie sich auf den Rücken oder setzen Sie sich bequem hin. Wichtig ist, dass Sie persönlich in dieser Haltung gut entspannen können. Üben Sie am Anfang in ruhiger Umgebung, im Bett vor dem Einschlafen oder morgens nach dem Aufwachen. Am Anfang sollten Sie täglich mindestens einmal, besser zweimal trainieren.

Schließen Sie nun die Augen und beginnen Sie damit, sich die folgenden Sätze im Kopf vorzusagen:

- Ich bin vollkommen ruhig und entspannt. (1 x)
- Mein linker (rechter) Arm wird ganz warm. (je Arm 6 x)
- Ich bin vollkommen ruhig und entspannt. (1 x)
- Mein linker (rechter) Arm wird ganz schwer. (1 x)
- Ich bin vollkommen ruhig und entspannt. (1 x)
- Mein Herz schlägt ruhig und kräftig. (6 x)
- Ich bin vollkommen ruhig und entspannt. (1 x)
- Mein Atem geht ruhig und gleichmäßig. (6 x)
- Ich bin vollkommen ruhig und entspannt. (1 x)
- Mein Sonnengeflecht ist strömend warm. (6 x)
- Ich bin vollkommen ruhig und entspannt. (1 x)
- Meine Stirn ist angenehm kühl. (6 x)
- Wenn Sie vor dem Einschlafen üben, können Sie die folgende Aufwachzeremonie weglassen: Arme beugen und strecken, tief einatmen und die Augen öffnen. Sollten Sie dies am Morgen vergessen, laufen Sie möglicherweise den ganzen Tag etwas benommen herum.

Meditation – altbewährt, neu entdeckt

Bei dem Wort »Meditation« denkt man gerne an buddhistische Mönche, die im Lotossitz stundenlang bewegungslos verharren. Vielleicht aber auch an einen streng gläubigen Katholiken, der, die Gebetskette in der Hand, den Rosenkranz betet.

Es gibt viele Formen der Meditation. Ihnen gemeinsam ist, dass sich der Meditierende auf etwas anderes als seine üblichen Gedanken konzentriert, gewissermaßen für eine Weile aufhört, mit sich selbst zu reden: Der buddhistische Mönch, indem er sich in den Anblick eines Mandalas (»Rad des Lebens«) versenkt, der Katholik durch die ständige Wiederholung der gleichen Gebete.

Neben den stillen Meditationen gibt es natürlich auch musikalische Formen, bei denen zum Beispiel rhythmisches Tanzen im Vordergrund steht, oder körperliche Meditationsformen, etwa Qigong und Yoga.

Gleich welche Technik man verwendet, man gelangt in einen mehr oder weniger tiefen Trancezustand, bei dem die Gehirnwellen sich verlangsamen, der Pulsrhythmus gleichmäßiger wird und das gesamte vegetative Nervensystem in ein Gleichgewicht findet. Genau das also, was auch die progressive Muskelrelaxation und das autogene Training erreichen wollen.

Seit einigen Jahren ist Meditation mehr und mehr in den Fokus wissenschaftlicher Forschung geraten und hat dabei ihre teils erstaunlichen Wirkungen gezeigt. So haben Studien offenbart, dass regelmäßige Meditation nicht nur Stress reduziert, sondern obendrein Schmerzen lindern, das Immunsystem stärken und möglicherweise sogar einem Herzinfarkt vorbeugen kann.

INFO

Meditation, eine uralte Form, den Körper zur Ruhe zu bringen, kann sehr viele Gesichter haben.

Atemmeditation

Setzen oder legen Sie sich bequem hin. Schließen Sie die Augen oder schauen Sie auf einen festen Punkt – das kann eine Blumenvase sein oder auch nur ein Fleck an der Wand. Nun atmen Sie einmal tief aus und danach ohne Druck wieder ein. Beim nächsten Ausatmen zählen Sie »eins«. Bei jedem weiteren Ausatmen zählen Sie weiter, bis Sie bei »zehn« angekommen sind. Dann beginnen Sie wieder bei »eins«.

Aller Wahrscheinlichkeit nach werden Sie feststellen, dass etwas so Einfaches wie das Zählen des Atems Sie deutlich entspannen wird. Sollte das funktionieren, haben Sie fortan eine der unkompliziertesten Meditationsformen immer und überall zur Verfügung.

Wenn Sie bereits positive Erfahrungen mit der einen oder anderen Meditationsform gesammelt haben, sollten Sie sich darauf besinnen und diese regelmäßig üben. Und falls Sie in der einen oder anderen Richtung gläubig sind, empfiehlt es sich, einmal nach der in diesem Glauben üblichen Meditationsform zu suchen: Es gibt sie mit Sicherheit, denn Meditation ist ein zentraler Baustein jeder Religion.

Musiktherapie – auf sanften Wellen

Musik als Therapie ist fester Bestandteil des Behandlungskonzepts in vielen psychosomatischen Kliniken. Dabei ist der Begriff »Musik« hier sehr weit gefasst. Dazu gehören unter anderem speziell zum Zweck der Entspannung komponierte Musik auf Tonträgern, selbst produzierte Musik und Klangteppiche. Entspannende Musik lässt sich hervorragend mit anderen Methoden kombinieren, wie Sie bei der CD feststellen werden, die diesem Buch beiliegt. Die entspannende Wirkung der Musik wird verstärkt durch eine angenehme Stimme, die Ihnen zu noch tieferer Entspannung verhelfen soll.

Genusstraining – lernen zu genießen

Verhaltenstherapeuten nennen es »Genusstraining«. Ein seltsames Wort. Dabei ist damit etwas ganz Natürliches gemeint: Sie sollen sich ab und zu einfach mal etwas Gutes gönnen, etwas, das Spaß macht, das hilft abzuschalten und das Ohrgeräusch als unwichtig zu bewerten und es in letzter Konsequenz gar nicht mehr wahrzunehmen.

Was Ihnen Spaß macht, können natürlich nur Sie selbst wissen. Doch vielleicht sind auch bei Ihnen manche Dinge über lange Zeit zu kurz gekommen: ein Treffen mit Freunden, ein Kino-, Theater- oder Museumsbesuch, ein schönes Abendessen in einem stilvollen Restaurant, Schwimmen, Saunen, Massagen. Ich vermute, es fällt Ihnen zu diesem Thema noch eine ganze Menge mehr ein.

Kneipp-Therapie – die guten alten Wechselbäder

Sicher haben Sie schon von der Kneipp-Therapie gehört. Bekannt ist sie vor allem durch ihre Warm- und Kaltwasseranwendungen: Wassertreten, Güsse, Waschungen, Wickel und vieles mehr. Etwa 100 verschiedene Methoden der Wasseranwendung kennt die Kneipp-Therapie, wobei die Auswahl in einer Klinik natürlich ganz auf den einzelnen Patienten zugeschnitten wird.

Die Wirkung von Behandlungen mit kaltem und warmem Wasser ist wissenschaftlich erklärbar: Die Temperatur- und Tastsinneszellen in unserer Haut sind mit Nerven verbunden, die je nach Hautareal direkt mit inneren Organen sowie der Hormon-Schaltzentrale in unserem Gehirn – dem Hypothalamus – in Kontakt stehen. Auf diesem Wege normalisieren Kneipp-Behandlungen bei längerer Anwendung ab etwa drei Wochen auch den Kreislauf, den gesamten Stoffwechsel, die Herzfunktionen, das Immunsystem – und sie lindern Stress. Kurz, sie tun einfach gut.

Tipp für jeden Morgen

Die wohl einfachste Form der Kneipp-Therapie ist die Wechseldusche: Führen Sie den Duschkopf zunächst mit heißem (warmem) Wasser von der rechten Fußaußenseite angefangen langsam an der Außenseite des Körpers bis zum Herzen, dann dasselbe auf der linken Seite.

Drehen Sie jetzt die Temperatur herunter und wiederholen Sie das Ganze. Machen Sie so lange weiter, wie Sie mögen, doch schließen Sie stets mit einer kalten Dusche ab.

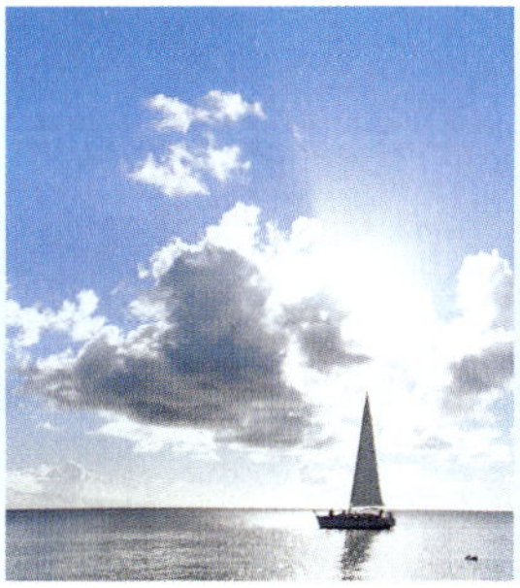

Sauna – mehr als nur heiße Luft

Wer einmal pro Woche zwei Saunagänge absolviert, tut etwas für Herz und Kreislauf, Immunsystem sowie Haut und Atemwege. Regelmäßiges Saunen – und das ist vielleicht das Wichtigste – harmonisiert aber auch das vegetative Nervensystem, das durch Stress aus dem Lot gerät. Insofern kann auch der Saunabesuch einen wertvollen Beitrag bei der Bewältigung des Tinnitus liefern.

Zum Ausprobieren stehen Ihnen in Deutschland zurzeit 2700 gewerbliche Saunabäder, 5100 Saunen in Hotels und Pensionen, 3800 in Fitnessstudios und Sportanlagen sowie 350 in Freizeit- und Erlebnisbädern zur Verfügung. Und wer weiß, wenn Sie den Wert des Saunens erkennen und obendrein Spaß daran haben, wird es vielleicht bald eine Sauna mehr geben – zusätzlich zu jenen 1,3 Millionen, die in Privathäusern stehen.

Massagen – den Stress wegkneten

Massagen gehören ebenfalls zu jenen Allzweckwaffen, die vielseitig und erfolgreich Einsatz finden. Sie können nicht nur Sportlern nach dem Training oder Wettkampf helfen, ihre Muskeln zu regenerieren, sondern unterstützen auch Frühchen, schneller an Gewicht zuzulegen. Es gibt Untersuchungen, die Massagen eine lindernde Wirkung bei Asthma, Kopfschmerzen, Magersucht und dem prämenstruellen Syndrom bescheinigen. Können sie auch Tinnitus-Patienten helfen?

Direkte Studien zum Thema »Massagen gegen Tinnitus« existieren meines Wissens nicht, doch hat es sich gezeigt, dass fachgerecht ausgeführte Massagen das Niveau des Stresshormons Cortisol stärker senken als Entspannungstraining oder entspannende Videos. Das lässt den Schluss zu, dass Massagen bei der Behandlung des chronischen Tinnitus eine ähnlich günstige Wirkung haben wie die verschiedenen Entspannungsmethoden.

Hypnose – besser als ihr Ruf

Bei der Hypnose handelt es sich um eine Technik, die im Rahmen von Psychotherapien gegen die verschiedenartigsten Störungen eingesetzt wird. Auch wenn es deutlich weniger Studien über Hypnose und Tinnitus gibt als über Hypnose und Schmerzen, so sind die Befunde doch sehr erfolgversprechend.

Dass der Tinnitus anschließend völlig verschwindet, sollte man von einer Hypnotherapie vielleicht nicht erwarten. Was die Behandlung – sie wird meist im Rahmen einer Verhaltenstherapie

eingesetzt – aber bewirken kann, sind ein Abnehmen der Ohrgeräusche und eine grundsätzlich positivere Einstellung gegenüber dem Tinnitus.
Typische Szenarien aus der Unterhaltungsliteratur oder aus Filmen, bei denen hypnotisierte Menschen in die Gewalt des Hypnotiseurs gelangen und anschließend ganz schreckliche Dinge tun, dürfen Sie getrost für blanken Unsinn halten. Der Hypnotiseur kann nichts mit Ihnen anstellen, was Sie nicht wollen. Über Kassettenmitschnitte von Sitzungen bzw. Teilen davon haben Sie eine gute Möglichkeit, die Hypnosebehandlung zu Hause fortzuführen.

Das Besser-schlafen-Programm

Schlafstörungen sind eine häufige Folge von Tinnitus und können umgekehrt den Tinnitus auch weiter verschlimmern. Eine ganze Reihe der aufgeführten Methoden zur Entspannung und Harmonisierung des vegetativen Nervensystems hilft natürlich auch, besser ein- und durchzuschlafen, etwa die progressive Muskelrelaxation, autogenes Training, Sauna oder Massagen.
Außerordentlich hilfreich sind überdies Maßnahmen zur so genannten »Schlafhygiene«, hier in einer Kurzfassung:

- Trinken Sie vor dem Zu-Bett-Gehen keine größeren Mengen Alkohol oder koffeinhaltige Getränke und rauchen Sie nicht oder zumindest nicht viel.
- Treiben Sie kurz vor dem Schlafengehen keinen Sport und gehen Sie nicht in die Sauna. Kurz nach Sport und Sauna ist der Körper nicht schlafbereit. Zwei bis drei Stunden vor dem Schlafengehen ist beides jedoch in Ordnung und sogar erwünscht.
- Vermeiden Sie kurz vor dem Zu-Bett-Gehen aufregende oder die Konzentration stark fordernde Tätigkeiten (z.B. aufwühlende Gespräche, spannende Filme).
- In Bett und Schlafzimmer sollten Sie weder essen noch arbeiten noch fernsehen.

INFO

Wenn Ihr Tinnitus Ihnen schlaflose Nächte bereitet, sollten Sie etwas dagegen tun, damit kein Teufelskreis entsteht.

- Sorgen Sie dafür, dass Ihr Bett bequem ist und Matratze sowie Unterfederung Ihren körperlichen Gegebenheiten angemessen sind. Dazu gehört auch, dass die Decke groß genug und der Jahreszeit angepasst warm ist.
- Lüften Sie das Schlafzimmer ausreichend, temperieren Sie es richtig – für die meisten Menschen sind 16–19 Grad optimal –, dunkeln Sie es ausreichend ab und sorgen Sie dafür, dass Ihr Nachtschlaf nicht von Geräuschen gestört wird.
- Wenn Sie nachts einmal aufwachen, schauen Sie nicht auf den Wecker. Automatisch werden Sie ansonsten nachrechnen, wie lange Sie noch schlafen können. Bleibt nur noch wenig Zeit, werden Sie kaum noch einmal einschlafen. Und wenn Sie mehrmals zur selben Zeit wach werden und auf den Wecker schauen, programmieren Sie sich darauf, auch in Zukunft um diese Zeit aufzuwachen.
- Führen Sie vor dem Schlafengehen stets dieselben Rituale durch, trinken Sie beispielsweise ein Glas warme Milch. Solche Einschlafrituale helfen, Körper und Geist auf den Schlaf einzustellen.
- Wenn Sie doch einmal abends nicht einschlafen können oder nachts wach werden, bleiben Sie gelassen. Wenn Sie jetzt anfangen, sich Sorgen um Ihr Schlafpensum zu machen, verkürzen Sie Ihren Schlaf nur noch mehr. Irgendwann holt sich Ihr Körper den Schlaf, den er benötigt.

Über medikamentöse Möglichkeiten sollten Sie sich mit Ihrem Arzt unterhalten. Bedenken Sie aber, dass synthetische Schlafmittel sich niemals länger als für wenige Wochen – im Normalfall maximal vier – eignen, da sie darüber hinaus zu Gewöhnung und Abhängigkeit führen. Mittel aus der Kräuterapotheke, wie Baldrian, Melisse, Passionsblume etc., lassen sich zwar über einen längeren Zeitraum anwenden, sind aber meist weniger wirksam und zudem während der Schwangerschaft auch nur nach Rücksprache mit dem Arzt einzunehmen.

Bewegung, Bewegung, Bewegung

Wer regelmäßig Sport treibt, tut damit nicht nur etwas für Herz, Kreislauf, Lunge und wappnet sich gegen viele Zivilisationskrankheiten, sondern er geht schlicht entspannter und mit besserer Laune durchs Leben. Das können Sie sich auch als Tinnitus-Patient zunutze machen.

Nur in wenigen Fällen wird das Ohrgeräusch bei sportlicher Betätigung lauter. Trifft das zu, muss eine Sportart gewählt werden, die den Kreislauf weniger in Wallung bringt.

Die allgemeine Empfehlung lautet: Treiben Sie nach Möglichkeit täglich mindestens eine halbe Stunde Sport. Was die Art der Betätigung angeht, so haben Sie die Wahl zwischen allen Ausdauersportarten: Walking und seinen Varianten, wie Nordic Walking,

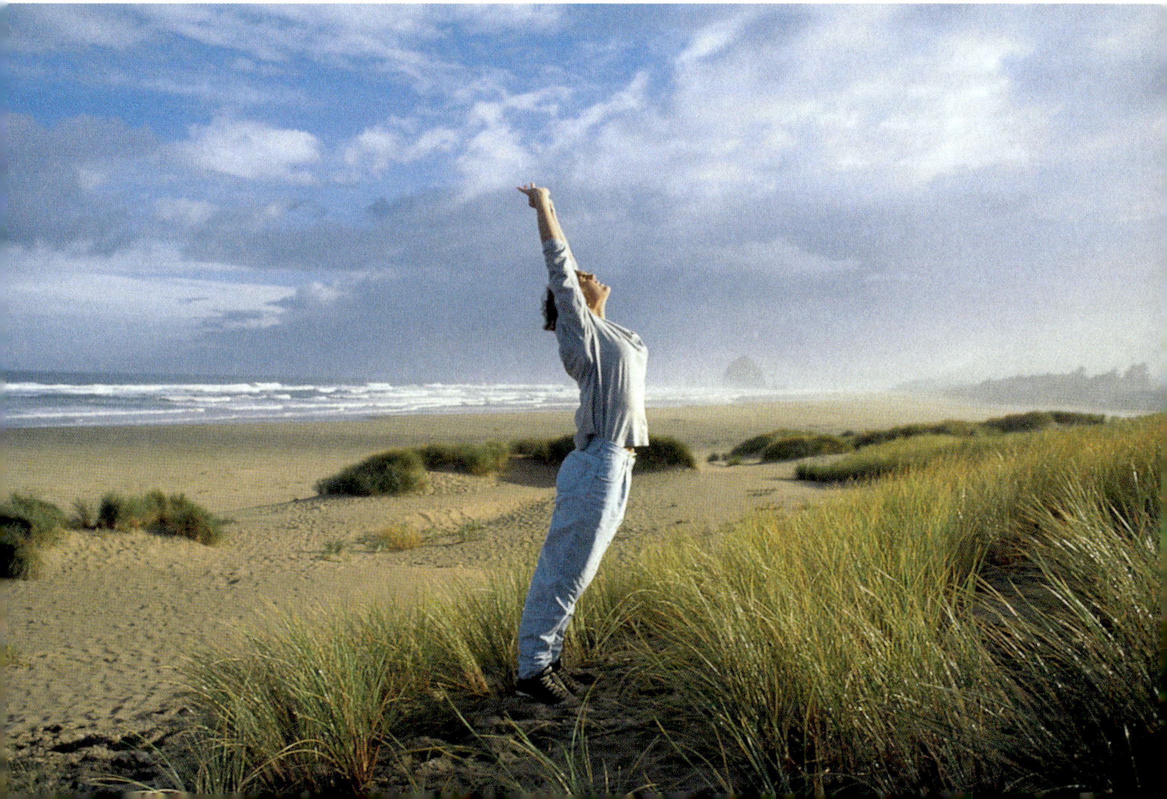

Jogging oder Aquajogging, Skilanglauf, Fahrradfahren, Schwimmen oder auch Inlineskating. Wer übergewichtig ist, sollte am besten eine gelenkschonende Sportart wie Nordic Walking oder Radfahren wählen. Besonders wenig werden die Gelenke beim Schwimmen und Aquajogging beansprucht.

Wichtig für den Anfänger ist es, sich nicht zu überlasten. Fangen Sie langsam an und steigern Sie sich ganz allmählich. Wer zu viel des Guten tut, wird nicht nur recht schnell mit Motivationsproblemen zu kämpfen haben – während psychisch problematischer Phasen ohnehin ein wesentlicher Hemmfaktor –, er schadet unter Umständen sogar seiner Gesundheit und erlangt gewiss weniger körperliche Fitness als jemand, der es ruhig angeht.

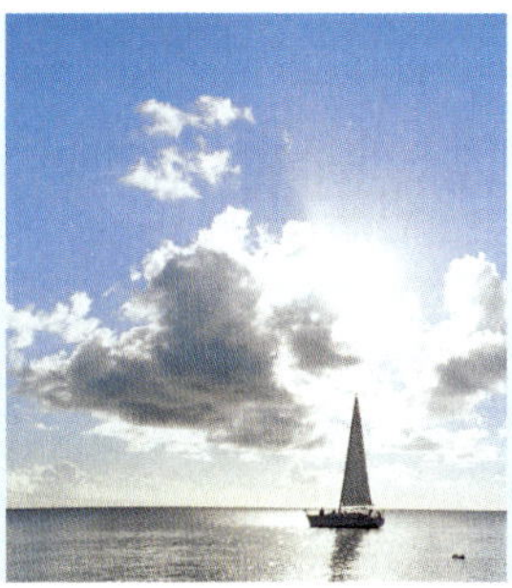

Lassen Sie sich durchchecken!

Falls Sie nicht ohnehin schon regelmäßig Sport treiben, ist es immer besser, sich vorher ärztlich durchchecken zu lassen. Unbedingt notwendig bzw. von allen Fachleuten empfohlen ist der medizinische Check-up für alle Männer ab 40 und alle Frauen ab 50, die noch nie oder lange keinen Sport mehr getrieben haben. Beim Check-up können Sie auch gleich testen lassen, wo Ihre optimale Trainingsherzfrequenz liegt. Diese können Sie beim Training mithilfe einer Pulsuhr überprüfen.

Die alternative Medizin

Viele Tinnitus-Patienten fragen sich irgendwann, ob ihnen eine alternative Methode nicht besser helfen könnte als die Schulmedizin. Das gilt auch für solche, die noch gar nicht auf sinnvolle Art und Weise »austherapiert« wurden.

Bevor Sie nach dem Strohhalm »alternative Therapie« greifen, sollten Sie unbedingt einen Spezialisten fragen, der sich mit dem so genannten »Tinnitus-Care-Programm« auskennt. Es handelt sich dabei um ein Programm zur Qualitätssicherung in der Tinnitus-Therapie, das von der Universität Tübingen entwickelt und im

Jahre 2000 vom Deutschen Kompetenznetz Tinnitus (Deukonet) in Deutschland eingeführt wurde.

Viele nützliche Infos über Diagnose und Therapie finden Sie auch bei der Deutschen Tinnitus-Liga, einer hervorragenden Adresse für Betroffene (beide Adressen im Anhang ab S. 102).

Lieber ein »Und« statt ein »Oder«

Es ist nichts dagegen einzuwenden, dass Sie zusätzlich zu Ihrer schulmedizinischen Therapie eine Alternativmethode anwenden – so sie nicht gefährlich ist und/oder Ihre sonstige Behandlung zunichte macht. Wenn man aber von Ihnen verlangt, auf eine schulmedizinische Therapie ganz zu verzichten und sich ausschließlich mit der entsprechenden Alternativmethode behandeln zu lassen, sollten Sie skeptisch werden. Ein Tinnitus ist zwar – außer bei schweren psychischen Begleitstörungen – nichts Lebensgefährliches, sodass der Abbruch einer schulmedizinischen Behandlung zugunsten einer Alternativmethode Sie nicht das Leben kosten wird (anders als dies bei wirklich lebensbedrohlichen Krankheiten der Fall sein kann). Der Anspruch aber, die allein selig machende Behandlungsmethode zu haben, ist nicht nur unseriös, sondern gerade bei einem so komplexen Phänomen wie Tinnitus sehr bedenklich. Auch wenn die Methode »xy« in Einzelfällen ganz Erstaunliches bewirkt hat: Es bleiben Einzelfälle.

Akupunktur – Vorsicht mit den Nadeln

Sie haben gewiss schon von der altchinesischen Nadeltechnik gehört, die durch das Einstechen von Gold-, Silber- und Stahlnadeln in bestimmte Punkte der Haut den Fluss blockierter »Lebensenergie« (Qi, sprich »tchi«) wieder normalisieren und so die verschiedensten Krankheiten heilen soll.

Es gibt mittlerweile viele gute Studien, die eine Wirkung der Akupunktur bei manchen Erkrankungen auch nach streng wissenschaftlichen Kriterien einwandfrei belegen. Ein chronischer Tinnitus aber lässt sich mittels Akupunktur gemäß den vorhandenen Untersuchungen nicht bessern.

INFO

Akupunktur ist kein Mittel gegen Tinnitus, kann aber Begleiterscheinungen lindern.

Begleitsymptome wie Schlafstörungen jedoch können mit diesem Verfahren erfolgreich behandelt werden. Allerdings: Finger weg von der Elektroakupunktur, die den Tinnitus noch verschlimmern kann.

Akupressur – die kleine Schwester der Akupunktur

Bei der Akupressur werden jene Punkte, die bei der Akupunktur mit Nadeln »angepiekst« werden, mit der Fingerkuppe massiert. Es gibt keine Untersuchungen, die die Wirksamkeit der Akupressur beweisen. Dennoch ist gegen einen Versuch nichts einzuwenden, da sie keinerlei Nebenwirkungen zeitigt.

Ayurveda – ein komplettes Medizinsystem

Der Ayurveda ist die alte indische Gesundheits- und Krankheitslehre, die auch heute noch neben der westlichen Schulmedizin in Indien praktiziert und an Universitäten gelehrt wird. Der Ayurveda besteht aus zahlreichen Teilbereichen wie Ernährungs- und Hygienevorschriften, Kräuterheilkunde, Yoga und vielem mehr. Wenn Sie Interesse am Ayurveda haben, kann es nicht schaden, wenn Sie das eine oder andere für sich ausprobieren.

Bachblütentherapie – Hauptsache, es hilft

Manche Menschen schwören auf die Bachblütentherapie. Und falls sie damit Erfolge verzeichnen, umso besser. Wissenschaftlichen Kriterien hält die Bachblütentherapie jedoch weder in der Erklärung ihrer Wirkung noch in den tatsächlich nachweisbaren Wirkungen stand. Gegen einen Versuch ist dennoch nichts einzuwenden, da die Bachblütentherapie völlig unschädlich ist - auch wenn der Erfolg als Placeboeffekt zu bewerten ist.

Fußreflexzonenmassage – in jedem Fall angenehm

Grundlage der Fußreflexzonenmassage ist die Annahme, dass sich sämtliche Organe des Körpers an den Füßen als Abbild widerspiegeln und sich diese daher durch eine entsprechende

Massage beeinflussen lassen. Anatomisch lässt sich keine Verbindung – zum Beispiel mittels Nerven – zwischen den Abbildern, den so genannten Fußreflexzonen, und den Organen finden. Dennoch haben Studien gezeigt, dass sich bei einer Massage der Nierenzone an den Füßen tatsächlich die Durchblutung der Nieren verändert. Eine spezifische Wirkung bei Tinnitus kann man von der Fußreflexzonenmassage wohl nicht erwarten. Einzuwenden ist gegen diese Behandlung aber nichts, ist sie doch ausgesprochen angenehm und völlig ungefährlich.

Ginkgo biloba – Medizin aus dem alten China

Zubereitungen aus den Blättern des chinesischen Ginkgo-Baumes (Ginkgo biloba) werden in der traditionellen chinesischen Medizin (TCM) von alters her gegen eine Vielzahl von Beschwerden eingesetzt. Auch im modernen Deutschland gehören Ginkgo-Präparate zu den meistverschriebenen bzw. -verkauften Pflanzenheilmitteln. Aufgrund seiner durchblutungsfördernden Wirkung wird Ginkgo bei Hirnleistungsstörungen wie Gedächtnis- und Konzentrationsstörungen, Schwindel und Kopfschmerz angewandt. Vor einigen Jahren wurde die Ginkgo-Therapie auch als Mittel gegen Tinnitus propagiert – zum Teil in Kombination mit Laserbehandlung. Die Studien zu Ginkgo und Tinnitus haben jedoch gezeigt, dass Ginkgo genauso viel hilft wie ein Placebo, ein Scheinpräparat also. Da es aber nur in seltenen Fällen zu leichten Nebenwirkungen (Kopfschmerz, Magen-Darm-Störungen, allergische Hautreaktionen) kommt, ist eine Einnahme zumindest nicht gefährlich.

Homöopathie – allen Studien zum Trotz

Eine neue Metastudie aus dem Jahre 2005 untersuchte 110 Homöopathiestudien und verglich sie mit 110 Studien zu den gleichen Themen bei schulmedizinischer Behandlung. Das Ergebnis ist für alle Anhänger der Homöopathie durchaus ernüchternd, kommen die Autoren doch zu dem Ergebnis, dass die Effekte der Homöopathie wohl nur als Placeboeffekte zu erklären sind.

INFO
Viele Menschen schwören auf die Homöopathie. Als Zusatztherapie zu den erprobten Methoden der Schulmedizin ist nichts dagegen einzuwenden.

Dennoch ist es meines Erachtens höchst unwahrscheinlich, dass diese – und auch folgende – negative Untersuchungen der naturwissenschaftlich bislang nicht erklärbaren Homöopathie den Dolchstoß versetzen werden. Der Homöopath nimmt sich sehr viel Zeit für den Patienten, was naturgemäß ein wesentlicher Faktor bei der Genesung ist. Und die vielen Menschen, die bei zahlreichen Leiden gute Erfahrungen mit der Homöopathie gemacht haben und ihr daher vertrauen, werden sich wohl kaum durch eine wissenschaftliche Studie abschrecken lassen. Schließlich war es auch nicht die erste kritische Auseinandersetzung mit der Homöopathie und gewiss nicht die letzte.

Kraniosakral-Therapie – der Rhythmus entscheidet

Zu den umstrittenen Alternativmethoden gehört auch die Kraniosakral-Technik (von lateinisch cranio = Kopf und sacrum = Kreuzbein), die von dem amerikanischen Osteopathen William Garner Sutherland in den 30er-Jahren des 20. Jahrhunderts beschrieben und 1970 von dem amerikanischen Chirurgen John E. Upledger weiterentwickelt wurde.

Die Kraniosakral-Therapeuten gehen davon aus, dass sich die knöcherne Kette vom Schädel bis zum Kreuzbein der Wirbelsäule acht- bis 14-mal in der Minute leicht ausdehnt und wieder zusammenzieht. Diese Bewegungen sind nach Meinung der Osteopathen auf ein Pulsieren der Gehirn- und Rückenmarksflüssigkeit zurückzuführen. Der Kraniosakral-Therapeut ertastet sie und diagnostiziert anhand möglicher Abweichungen in diesem Rhythmus Störungen, die er durch sanfte Manipulationen, zum Beispiel der Schädelknochen, zu beheben versucht.

Wie diese von Puls und Atmung unabhängigen Schwingungen genau entstehen, ist nicht bekannt. Ebenso unklar ist, wie das kraniosakrale System zu Erkrankungen führen kann. Es ist also kein Wunder, dass die Schulmedizin die Kraniosakral-Therapie lange Zeit für ausgemachten Blödsinn hielt. Doch auch wenn es nach wie vor an einer nachvollziehbaren Erklärung mangelt, empfehlen

immer mehr Mediziner ihren Patienten, es einmal damit zu probieren. Der Grund ist einfach: Die Kraniosakral-Therapie ist in manchen Fällen sehr wirksam, etwa bei der Behandlung von Patienten mit Schleudertrauma, Menière-Kranken und Menschen mit chronischen Entzündungen der Nasennebenhöhlen.
Uneingeschränkt befürworten lässt sich die Methode nicht, da ein Wirksamkeitsnachweis, der auf wirklich repräsentativen Studien beruht, bisher fehlt. Es spricht jedoch einiges dafür, dass die Kraniosakral-Therapie in Zukunft wichtiger wird.

Tomatis-Methode – Hören wie in der Gebärmutter

Entwickelt wurde die Tomatis-Methode in den 50er-Jahren des 20. Jahrhunderts von dem französischen HNO-Arzt Dr. med. Alfred Tomatis (1920–2001). Dabei werden Sprach- oder Musikaufnahmen elektronisch so verändert, dass sie beispielsweise dem Klang entsprechen, den der Fetus im Mutterleib hört. Das auf diese und andere Weise aufgearbeitete (hochtonreiche) Klangmaterial bekommt der Patient für einen gewissen Zeitraum täglich für mehrere Stunden über Kopfhörer eingespielt. Auf diese Weise – so behaupten die Anhänger der Methode – lassen sich so ziemlich alle menschlichen Eigenschaften verbessern: Konzentrationsfähigkeit, Gedächtnis, Kreativität, Geschicklichkeit, sprachlicher und gesanglicher Ausdruck und vieles mehr. Darüber hinaus lassen sich angeblich Verhaltensstörungen, Lese- und Rechtschreibschwäche, Depressionen, Angstzustände, aber auch Tinnitus und viele weitere Probleme bessern bzw. beseitigen. Es mag sein, dass die Tomatis-Methode dem einen oder anderen Tinnitus-Geplagten tatsächlich helfen kann. Da die Methode wissenschaftlich nicht überprüft wurde, lässt sich über einen möglichen Nutzen jedoch nichts Genaues sagen.

Falls Sie also die schulmedizinische Behandlung um alternative Therapiemethoden ergänzen wollen, müssen Sie selbst herausfinden, welche für Sie die geeignete ist. Hauptsache, es hilft!

Was bringt die Zukunft?

Abgesehen davon, dass sich viel getan hat beim Verstehen der Tinnitusursachen und der Verbesserung bereits bekannter Behandlungsmethoden, befinden sich derzeit zwei neue Therapieansätze in der Erprobungsphase: Magnetfeldtherapie und Neurobiofeedback.

Bei der *Magnetfeldtherapie* – genauer: Transcraniale Magnetstimulation (TMS) – wird zunächst mittels Kernspintomographie (MRI) jener Bereich des Hörgehirns ermittelt, in dem eine verstärkte Aktivität zu finden ist, das Ursprungsgebiet des Tinnitus also. Ein computergestütztes Navigationssystem sorgt dann dafür, dass genau dort die Stimulation mittels pulsierender Magnetfelder erfolgt. Erste Studien – unter anderem an der Universität Regensburg – haben gezeigt, dass die Magnetfeldtherapie Tinnitus in manchen Fällen bis zu sechs Monate lang bessern kann. Doch für ein endgültiges Urteil ist es noch zu früh. Weitere und größere Studien müssen den möglichen Nutzen noch bestätigen.

Das gleiche gilt für ein neues Feedbackverfahren (siehe auch S. 83), das so genannte *Neurobiofeedback*. Dabei bekommt der Patient nicht etwa Atemrhythmus, Herzfrequenz oder Hautwiderstand gemeldet, sondern jene Hirnströme, die in seinem Gehirn mit dem Tinnitus in Verbindung stehen. Schafft er es, diese Hirnströme zu beeinflussen, so beeinflusst er, zumindest der Theorie nach, auch den Tinnitus. Tatsächlich hat sich auch dieses Verfahren in ersten Tests – etwa am Klinikum rechts der Isar in München – als erfolgversprechend herausgestellt. Allerdings müssen wir auch hier abwarten, was weitere Studien erbringen.

Glossar

Audiometrie – Die verschiedenen Verfahren der Audiometrie (Tonaudiometrie, Sprachaudiometrie, Impedanzaudiometrie) dienen der Erfassung und Lokalisierung möglicher Hörschäden.

Chirotherapie/Manuelle Therapie – Von speziell ausgebildeten Ärzten und Krankengymnasten/Physiotherapeuten angewandtes Verfahren, um Beschwerden zu lindern, die meist von einer Fehlfunktion der Gelenke (z.B. der Wirbelsäule) herrühren.

Haarzellen – Man unterscheidet die äußeren und die inneren Haarzellen, die beide in der Cochlea (Hörschnecke, Organ des Innenohrs) zu finden sind. Die je Ohr etwa 12 000 äußeren Haarzellen verstärken die Schwingung der so genannten Wanderwelle an jeweils frequenzspezifischen Punkten der Cochlea. Dort werden einige der etwa 3500 inneren Haarzellen je Ohr durch die Wanderwelle in Bewegung versetzt und erzeugen daraufhin den Nervenreiz, der im Gehirn den Höreindruck hervorruft.

Hirnstammaudiometrie (BERA; Brainstem Evoked Response Audiometry) – Messung von Hirnströmen (EEG), die das Gehirn als Antwort auf bestimmte Schallreize aussendet. Verfahren, um Störungen des Hörnerven bzw. der zentralen Hörbahn im Gehirn zu ermitteln.

Hyperbare Sauerstofftherapie (HBO) – Das Einatmen reinen Sauerstoffs unter erhöhtem Außendruck in einer Druckkammer dient unter anderem dazu, die Haarzellen des Innenohrs mit mehr Sauerstoff zu versorgen.

Otoakutische Emissionen – Schwache Schallereignisse, die das (intakte) Innenohr bei Schallreizen von außen aussendet.

Paukenhöhle – Teil des Mittelohrs, in dem die Gehörknöchelchen Hammer, Amboss und Steigbügel den Schall ins Innenohr weiterleiten und verstärken.

Schwerhörigkeit – Die so genannte Schallleitungsschwerhörigkeit ist, bei intaktem Innenohr, darauf zurückzuführen, dass die Schallintensität irgendwo zwischen Ohrmuschel und ovalem Fenster (Übergang zum flüssigen Milieu des Innenohrs) reduziert wird. Bei der so genannten Schallempfindungsschwerhörigkeit dagegen liegt die Ursache im Innenohr (Untergang von Haarzellen).

Tinnitus, kompensierter/dekompensierter – Von einem kompensierten T. spricht man, wenn der Betroffene nicht oder kaum unter den Ohrgeräuschen leidet. Ein dekompensierter T. hingegen führt zu zahlreichen, oft schwersten Belastungen im Alltag (z.B. Schlafstörungen, Depressionen).

Tinnitus, objektiver/subjektiver – Ein objektiver T. ist (zumindest theoretisch) auch von außen zu hören. Ursache sind oft Strömungsgeräusche des Blutes (pulsierender T.). Der subjektive T. dagegen ist nur für den Betroffenen selbst zu hören.

Tinnitus, zentralisierter – Beim zentralisierten T. haben sich die Ohrgeräusche von ihrem einstigen Ursprung, etwa einem Lärmschaden, gelöst und existieren meist »nur« noch im Gehirn. Zu einer Zentralisierung kommt es unter anderem bei längerer Dauer der ursprünglichen Tinnitusursache und wenn der Betroffene dem Geräusch viel Aufmerksamkeit widmet (beispielsweise weil er sich davor fürchtet).

Wichtige Adressen und Webadressen

Akupunktur

Deutsche Ärztegesellschaft für Akupunktur e.V. (DÄGfA)
Würmtalstraße 54
81375 München
Tel.: 0 89-7 10 05 11
Fax: 0 89-7 10 05 25
E-Mail: fz@daegfa.de
Internet: www.daegfa.de

Ayurveda

Deutsche Gesellschaft für Ayurveda e.V.
Chausseestraße 29
10115 Berlin
Tel.: 01 80-50 07 79 69
Internet: www.ayurveda.de

Entspannungsverfahren (AT; PMR; Biofeedback u.a.)

Fachgruppe Entspannungsverfahren des BDP
Geschäftsstelle:
Dipl.-Psych. Elisabeth Westhoff
Semmelweisstraße 10
50767 Köln
Tel.: 02 21-5 90 19 06
Fax: 02 21-7 77 16 99
E-Mail:
DP.Elis.Westhoff@gmx.de
Internet: www.entspannungs verfahren.com

Ernährung

Deutsche Gesellschaft für Ernährung e.V. (DGE)
Godesberger Allee 18
53175 Bonn
Tel.: 02 28-3 77 66 00
Fax: 02 28-3 77 68 00 oder 3 77 68 02
Internet: www.dge.de

Hörtest online/Telefon

Hoerforum.de
www.hoerforum.de

Fördergemeinschaft Gutes Hören
www.fgh-gutes-hoeren.de
Tel.: 01 80-5 32 37 54 (insgesamt 0,74 Euro)

Homöopathie

Deutsche Gesellschaft für Klassische Homöopathie e.V. (DGKH)
Geschäftsstelle
Saubsdorfer Straße 9
86807 Buchloe
Tel.: 0 82 41-91 16 80
Fax: 0 82 41-91 17 02
Internet:
www.dgkh-homoeopathie.de

Deutsche Homöopathie-Union (DHU)
Hausadresse:
Ottostraße 24
76227 Karlsruhe
Postadresse:
Postfach 41 02 80,
76202 Karlsruhe
Tel.: 07 21-40 93 01
Fax: 07 21 4 09 32 63
E-Mail: info@dhu.de
Internet: www.dhu.de

Hyperbare Sauerstofftherapie (HBO)

VDD e.V. – Verband Deutscher Druckkammerzentren e.V.
Cuno-Niggl-Straße 3
83278 Traunstein
Tel.: 08 61-1 25 89
Fax: 08 61-1 58 89
E-Mail: info@vdd-hbo.de
Internet: www.vdd-hbo.de
(Dieser Verband vertritt alle Druckkammerbetreiber, die sich bestimmten strengen Sicherheitsauflagen verpflichtet haben. Hier erhalten Sie eine Liste der angeschlossenen Druckkammern.)

Hypnose/Autogenes Training

Arbeitsgemeinschaft für Hypnosetherapie und Psychotherapie e.V.
Johannes-Müller-Straße 14
50735 Köln-Riehl
Tel: 02 21-76 95 95
E-Mail: info@ahpsy.de
Internet: www.ahpsy.de

Deutsche Gesellschaft für Ärztliche Hypnose und Autogenes Training e.V. (DGAEHAT)
Postfach 13 65
41436 Neuss
Tel.: 0 21 31-46 33 70
Fax: 0 21 31-46 33 71
E-Mail: info@dgaehat.de
Internet: www.dgaehat.de

Kiefer/Zähne

Berufsverband der Deutschen Kieferorthopäden e.V. (BDK)
Ackerstraße 3
10115 Berlin
Tel.: 0 30-27 59 48 43
Fax: 0 30-27 59 48 44
E-Mail: info@bdk-online.org
Internet: www.bdk-online.org

Lärm

Aktionsprogramm Umwelt und Gesundheit (APUG)
(Beteiligte Behörden: Bundesministerium für Gesundheit und Soziale Sicherung (BMGS), Bundesministerium für Umwelt, Naturschutz und Reaktorsicherheit (BMU), Bundesministerium für Verbraucherschutz, Ernährung und Landwirtschaft (BMVEL), Bundesamt für Strahlenschutz (BfS), Bundesinstitut für Risikobewertung (BfR), Robert-Koch-Institut (RKI), Umweltbundesamt (UBA))
Internet:
www.apug.de/leben/laerm

Manuelle Medizin/ Chirotherapie

Deutsche Gesellschaft für Manuelle Medizin e.V.
Ärzteseminar Hamm-Boppard (FAC) e.V.
Obere Rheingasse 3
D-56154 Boppard
Tel.: 0 67 42-8 00 10
Fax: 0 67 42-80 01 27
E-Mail: info@aerzteseminar.de
Internet: www.dgmmfac.de

Musiktherapie

Deutsche Gesellschaft für Musiktherapie e.V. (DGMT)
Bundesgeschäftsstelle
Libauer Straße 17
10245 Berlin
Tel.: 0 30-29 49 24 93
Fax: 0 30-29 49 24 94
E-Mail: info@musiktherapie.de
Internet:
www.musiktherapie.de

Physiotherapie/ Krankengymnastik

Deutscher Verband für Physiotherapie – Zentralverband der Physiotherapeuten/Krankengymnasten (ZVK) e.V.
Postfach 21 02 80
50528 Köln
Tel.: 02 21-98 10 27-0
Fax: 02 21-98 10 27-25
E-Mail: info@zvk.org

Wichtige Adressen

Psychologie

Berufsverband deutscher Psychologinnen und Psychologen (BDP)
Servicezentrum Bonn
Oberer Lindweg 2
53129 Bonn
Tel.: 02 28-98 73 10
Fax: 02 28-9 87 31 70
E-Mail: service@bdp-verband.org
Internet: www.bdp-verband.org

Schlaf

Deutsche Gesellschaft für Schlafforschung und Schlafmedizin (DGSM)
HEPHATA-Klinik
Schimmelpfengstraße
34613 Schwalmstadt-Treysa
Tel.: 0 66 91-27 33
Fax: 0 66 91-28 23
E-Mail:
dgsm.mayer@t-online.de
Internet: www.dgsm.de

Sport

Institut für Prävention und Nachsorge (IPN)
Carl-von-Linde-Straße 4
50999 Köln
Tel.: 0 22 36-3 93 10
Fax: 0 22 36-39 31 39
E-Mail: office@ipn-online.de
Internet: www.ipn-online.de

Tinnitus/Schwerhörigkeit

Deutsche Tinnitus-Liga e.V. (DTL)
Hausadresse:
Am Lohsiepen 18
42369 Wuppertal
Postadresse:
Postfach 21 03 51,
42353 Wuppertal
Tel.: 02 02-24 65 20
Fax: 02 02-2 46 52 20
E-Mail: dtl@tinnitus-liga.de
Internet: www.tinnitus-liga.de

Deutscher Schwerhörigenbund e.V. (DSB)
Bundesverband der Schwerhörigen und Ertaubten
Breite Straße 3
13187 Berlin
Tel.: 0 30-47 54 11 14
Fax: 0 30-47 54 11 16
E-Mail:
DSB@Schwerhoerigkeit.de
Internet: www.Schwerhoerigen-netz.de/DSB

Forum Besser Hören
Presse- und Informationszentrum
Große Elbstraße 145f
22767 Hamburg
Tel.: 0 40-28 40 13 50
Fax: 0 40-28 40 13 40
E-Mail:
info@forumbesserhoeren.de
Internet:
www.forumbesserhoeren.de

Deutsches Kompetenznetz Tinnitus (Deukonet)
Geschäftsstelle: Petra Wilhelmi
c/o Universitäts-HNO-Klinik
Elfriede-Aulhorn-Straße 5
72076 Tübingen
Internet: www.tinnitusportal.de

EuroTinnitus Association a.s.b.l
9 Rue des Jardins
L-4591 Differdange
Tel.: 0 03 52-20 40 14 10
Fax: 0 03 52-20 40 23 03
(oder Tel.: 0 03 52-26 55 09 77
Fax: 0 03 52-26 55 09 77)
E-Mail:
Infozentrale@eurotinnitus.com
Internet: www.eurotinnitus.de

Yoga

Berufsverband der Yogalehrenden in Deutschland e.V. (BDY)
Jüdenstraße 37
37073 Göttingen
Tel.: 05 51-4 88 38 08
Fax: 05 51-4 88 38 60
E-Mail: info@yoga.de
Internet: www.yoga.de

Literatur

Häufige Fragen zur hyperbaren Sauerstofftherapie (HBO),
Regensburg, Institut für Überdruckmedizin.

Leitlinien der Dt. Ges. f. Hals-Nasen-Ohren-Heilkunde, Kopf- und Hals-Chirurgie:
Hörsturz,
Arbeitsgemeinschaft der Wissenschaftlichen Medizinischen Fachgesellschaften (AWMF), 1996.

Prävalenz des Tinnitus. The World of Hearing,
Brüssel, Deutsche Tinnitus-Liga (DTL), 1999.

Many young Germans suffer from hearing loss: Studies on young Germans show abnormally high rates of hearing loss,
Hear-it AISBL (International Federation of the Hard Of Hearing; Association Européenne des Audioprothésistes; European Hearing Industry Manufacturers Association; Knowles; Sonion; Gennum), Pressemitteilung, 2005.

Babisch, W.,
Chronischer Lärm als Risikofaktor für den Myokardinfarkt: Ergebnisse der »NaRoMi«-Studie, Forschungsbericht 29761003,
Berlin, Umweltbundesamt 2004.

Biesinger, E.,
Tinnitus: Endlich Ruhe im Ohr,
Trias, Stuttgart 2005.

Birbaumer, N., Schmidt, R.F.,
Biologische Psychologie, mit 48 Tabellen,
Springer, Berlin u.a. 2005.

Cross, L.,
Die Cross-Methode: Soforthilfe bei Rückenschmerzen. Ein revolutionäres Programm,
Zabert Sandmann, München 2002.

Dodson, K.M., Sismanis, A.,
Intratympanic Perfusion for the Treatment of Tinnitus, in:
Otolaryngol. Clin. North Am. 37, 2004, 991-1000.

Field, T.,
Massage Therapy, in:
Med Clin. North Am. 86, 2002, 163.

Field, T., Grizzle, N. u. a.,
Massage and Relaxation Therapies' Effects on Depressed Adolescent Mothers, in:
Adolescence 31, 1996, 903.

Goebel, G.,
Ohrgeräusche. Psychosomatische Aspekte des komplexen chronischen Tinnitus,
Urban & Vogel, München 2001.

Goebel, G., Hiller, W.,
Verhaltensmedizinische Tinnitus-Diagnostik. Eine praktische Anleitung zur Erfassung medizinischer und psychologischer Merkmale mittels des strukturierten Tinnitus-Interviews (STI),
Hogrefe Verl. für Psychologie, Göttingen u.a. 2001.

Hesse, G., Schaaf, H.,
Grenzen der ambulanten Tinnitustherapie und Einweisungsprozeduren, in:
Biesinger, E., Iro, H. (Eds.), HNO-Praxis heute: Tinnitus, Springer Medizin, Heidelberg 2005.

Joachims, H.Z., Segal, J., u. a.,
Antioxidants in Treatment of Idiopathic Sudden Hearing Loss, in:
Otol. Neurotol. 24, 2003, 572-575.

Kawamoto, K., Yagi, M., u. a.,
Hearing and Hair Cells Are Protected by Adenoviral Gene Therapy with TGF-beta1 and GDNF, in:
Mol. Ther. 7, 2003, 484-492.

Kirsch, C.A., Blanchard, E.B., Parnes, S.M.,
Psychological Characteristics of Individuals High and Low in Their Ability to Cope with Tinnitus, in: Psychosom. Med. 51, 1989, 209-217.

Kohler, M., Ziese, T.,
Telefonischer Gesundheitssurvey des Robert-Koch-Instituts zu chronischen Krankheiten und ihren Bedingungen. Deskriptiver Ergebnisbericht,
Robert-Koch-Institut, Berlin 2004.

Kroener-Herwig, B., Biesinger, E., u.a., *Retraining Therapy for Chronic Tinnitus. A Critical Analysis of Its Status,* in: Scand. Audiol. 29, 2000, 67-78.

Kunsch, K., Kunsch, S., *Der Mensch in Zahlen. Eine Datensammlung in Tabellen mit über 20000 Einzelwerten,* Spektrum, Akad. Verl., Berlin 2000.

Lamm, K., Arnold, W., *The Effect of Prednisolone and Non-steroidal Anti-inflammatory Agents on the Normal and Noise-damaged Guinea Pig Inner Ear,* in: Hear. Res. 115, 1998, 149-161.

Lamm, K., Arnold, W., *How Useful Is Corticosteroid Treatment in Cochlear Disorders?,* in: Otorhinolaryngologia Nova 9, 1999, 203-216.

Lamm, K., Lamm, H., Arnold, W., *Effect of Hyperbaric Oxygen Therapy in Comparison to Conventional or Placebo Therapy or No Treatment in Idiopathic Sudden Hearing Loss, Acoustic Trauma, Noise-induced Hearing Loss and Tinnitus. A Literature Survey,* in: Adv. Otorhinolaryngol. 54, 1998, 86-99.

Lockwood, A.H., Salvi, R.J., Burkard, R.F., *Tinnitus,* in: N. Engl. J. Med. 347, 2002, 904-910.

Martin, D.M., Raphael, Y., *Gene-based Diagnostic and Treatment Methods for Tinnitus,* in: Int. Tinnitus J. 9, 2003, 3-10.

Mazurek, B., Haupt, H., Gross, J., *Medikamente für die Tinnitustherapie,* in: Biesinger, E., Iro, H. (Eds.), HNO-Praxis heute: Tinnitus, Springer Medizin, Heidelberg 2005.

Murai, K., Tyler, R.S., u.a., *Review of Pharmacologic Treatment of Tinnitus,* in: Am. J. Otol. 13, 1992, 454-464.

Neumann, B., *Schlaf – Schlafstörungen wirksam beheben,* Knaur Ratgeber Verlage, München 2005.

Neumann, B., Massage: *Die ideale Körpertechnik für Entspannung im Alltag und in der Partnerschaft,* Südwest, München 1999.

Pinel, J.P.J., *Biopsychologie, Spektrum,* Akad. Verl., Berlin 1997.

Schmidt, R.F., Thews, G., Lang, F., *Physiologie des Menschen, mit 96 Tabellen,* Springer, Berlin u.a. 2000.

Shang, A., Huwiler-Muntener, K. u.a., *Are the Clinical Effects of Homoeopathy Placebo Effects? Comparative Study of Placebo-controlled Trials of Homoeopathy and Allopathy,* in: Lancet 366, 2005, 726-732.

Steinhausen, M., *Medizinische Physiologie. Ein Lehrbuch unter Berücksichtigung des Gegenstandskataloges,* G. Fischer, New York 1996.

Sümmerer, H., *Informationen zur hyperbaren Sauerstofftherapie HBO,* Freiburg, Druckkammerzentrum Freiburg GmbH am St. Josefskrankenhaus.

Warwick, W., *Personal Stereo Noise Exposure,* National Acoustic Laboratories, Pressemeldung v. 17. August 2005.

Zenner, H.-P., Zenner, I,Z., *Strukturierte Tinnitustherapie beim chronisch-komplexen Tinnitus im Rahmen des Tinnitus-Care-Programms,* in: Biesinger, E., Iro, H. (Eds.), HNO-Praxis heute: Tinnitus, Springer Medizin, Heidelberg 2005.

Zenner, H.-P., *Die Entstehung von Ohrgeräuschen,* 5. Bad Meinberger Tinnitus-Symposium der Deutschen Tinnitus-Liga e.V. (DTL), Bad Meinberg 1997.

Register

Impressum

Bibliografische Information: Die Deutsche Bibliothek
Die Deutsche Bibliothek verzeichnet diese Publikation in der Deutschen Nationalbibliografie; detaillierte bibliografische Daten sind im Internet über http://dnb.ddb.de abrufbar

Wichtiger Hinweis:
Die im Buch veröffentlichten Ratschläge wurden von Verfasser und Verlag sorgfältig erarbeitet und geprüft. Eine Garantie kann dennoch nicht übernommen werden. Ebenso ist die Haftung des Verfassers bzw. des Verlages und seiner Beauftragten für Personen-, Sach- und Vermögensschäden ausgeschlossen.

Bildnachweis:
Umschlagfoto: mauritius-images/StockImages
Fotos: IFA-Bilderteam/DIAF/SDP S. 64; Jump/Kristiane Vey S. 8, S. 58, S. 83; Stockbyte S. 27; alle weiteren: Photodisc.

Projektleitung: Bettina Huber
Redaktion: Petra Riedl, München
Bildredaktion: Sylvie Busche (Ltg.), Margit Schulzke
Umschlagkonzeption: ZERO, München
Herstellung: Veronika Preisler
Satz und DTP: Gaby Herbrecht
Reproduktion: Repro Ludwig, Zell am See
Druck und Bindung: Offizin Andersen Nexö, Leipzig
Printed in Germany

Gedruckt auf umweltfreundlich chlorfrei gebleichtem Papier.

ISBN 13: 978-3-426-4309-9
ISBN 10: 3-426-64309-X

5 4 3 2 1

Knaur

Guter Anfang …

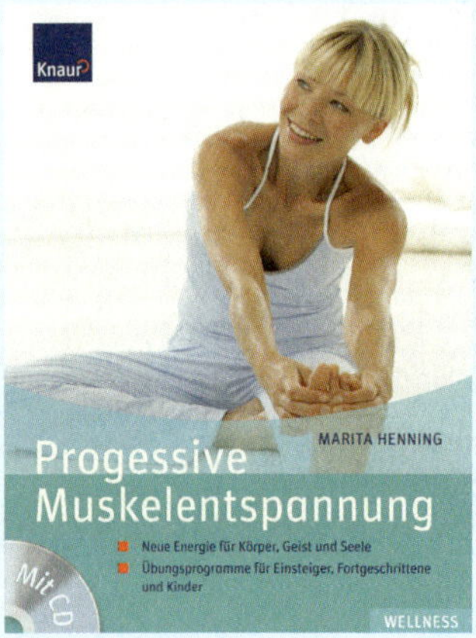

Die Progressive Muskelentspannung nach Prof. Jacobson ist eine hochwirksame Entspannungstechnik, die leicht zu erlernen und schnell einzusetzen ist. Ob Einsteiger oder Fortgeschrittene, Kinder oder Erwachsene – jeder kann die Übungen auch individuell für sich gestalten.
Extra: Audio-CD mit allen Basisübungen

Marita Hennig
Progressive Muskelentspannung
80 Seiten mit Fotos
3-426-64247-6

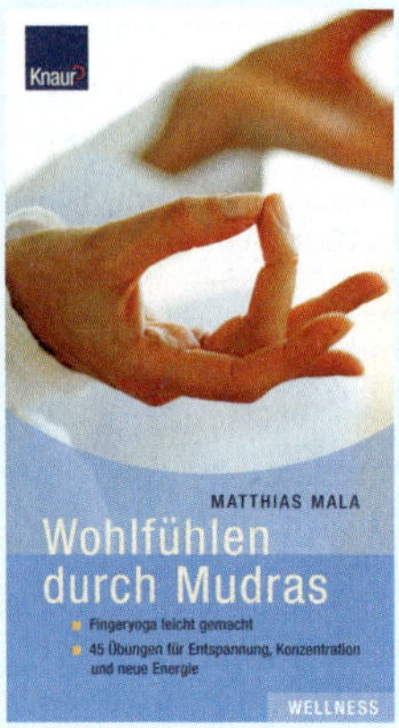

Fingeryoga oder Mudras stammt aus der asiatischen Heilkunst und lässt sich an jedem Ort leicht praktizieren. Hier finden Sie eine Vielzahl von Finger- und Handhaltungen zur Entspannung, zur Verbesserung des körperlichen und geistigen Wohlbefindens sowie zur Förderung der Kreativität und Kommunikation.

Matthias Mala
Wohlfühlen durch Mudras
80 Seiten mit Fotos
3-426-64217-4

So üben Sie mit der CD

Egal, ob Sie unter einem akuten oder chronischen Tinnitus leiden – mit dieser speziellen Entspannungs-CD lernen Sie, wie Sie den Alltagstress abstreifen, wie sich Anspannungen im Kopf lösen und wie Sie neue Energie tanken: Die beste Voraussetzung, um lästige Ohrgeräusche zu lindern – und im optimalen Falle sogar gänzlich zu beseitigen.

Sie müssen nur folgende Anweisungen befolgen:
Wenn Sie sich eine Stunde Zeit für sich gönnen wollen, dann können sie die Übungen in der Reihenfolge, wie auf der CD angesagt, üben.
Es ist aber auch möglich jedes Programm einzeln, je nach Zeit oder Bedürfnis, auszuwählen und zu üben.
Sie können auch die Programme miteinander beliebig kombinieren: z. B. das erste Programm zusammen mit dem zweiten.

Wenn Sie einige Male regelmäßig die verschiedenen Programme geübt haben, sie verinnerlicht haben, lassen sich diese auch sehr gut in den Alltag einbauen:
Vielleicht in der Mittagspause an Ihrem Arbeitsplatz (z. B. Programm 1 oder 2) – oder vor einem wichtigen Termin (z. B. Programm 1 oder 4).
Lernen Sie auf die Bedürfnisse ihres Körpers zu achten – bleiben Sie kreativ beim Üben!

Ich wünsche ihnen viel Freude beim Üben mit dieser CD!

Ulrike Grunert

Ayurveda-Yoga-Lehrerin mit Therapiezentrum in Nördlingen

www.yoga-schule.de

Die CD enthält vier verschiedene Programme:

1. Circa 10 Minuten »Atem – Konzentrationsübung« – im Sitzen oder auch im Liegen zu üben
2. Circa 30 Minuten »Körper – Übungsprogramm« – im Sitzen zu üben
3. Circa 10 Minuten »Anspannen und Loslassen« – im Liegen zu üben
4. Circa 7 Minuten »Atemzüge zählen« – im Sitzen zu üben